高等职业教育医学卫生类专业系列教材

供临床医学、护理、康复等专业用

新形态一体化教材

症 状 学

主　编　岳新荣

副主编　何荣华　王　丹　何俊文

重庆大学出版社

国家一级出版社
全国百佳图书出版单位

内容提要

本书以培养适应现代社会需求的医学人才为核心，以职业岗位工作过程为主线，主要针对临床上较常见的 24 种症状的病因、发生机制、临床表现及问诊方法进行介绍，让学生了解这些常见症状的定义、病因、临床表现，从症状的表象进行推理、分析、思考并试着作出症状诊断。本书注重基本知识、基本理论、基本技能传授，力求语言准确简洁，图文并茂，适时融入课程思政元素，注重医德医风教育，并与执业助理医师资格考试大纲相衔接，反映新知识、新技术和新标准。

本书适用于高等职业院校临床医学专业、口腔医学专业及其他医学相关专业的学生，也可供相关医护从业者参考。

图书在版编目（CIP）数据

症状学 / 岳新荣主编 . -- 重庆：重庆大学出版社，2023.6

高等职业教育医学卫生类专业系列教材

ISBN 978-7-5689-3874-7

Ⅰ . ①症… Ⅱ . ①岳… Ⅲ . ①症状—诊断学—高等职业教育—教材 Ⅳ . ① R441

中国国家版本馆 CIP 数据核字（2023）第 081482 号

症状学
ZHENGZHUANG XUE

主 编 岳新荣

副主编 何荣华 王 丹 何俊文

策划编辑：袁文华

责任编辑：姜 凤 版式设计：袁文华

责任校对：邹 忌 责任印制：赵 晟

*

重庆大学出版社出版发行

出版人：饶帮华

社址：重庆市沙坪坝区大学城西路 21 号

邮编：401331

电话：（023）88617190 88617185（中小学）

传真：（023）88617186 88617166

网址：http://www.cqup.com.cn

邮箱：fxk@cqup.com.cn（营销中心）

全国新华书店经销

印刷：重庆新华印刷厂有限公司

*

开本：787 mm×1092 mm 1/16 印张：10.75 字数：230 千

2023 年 6 月第 1 版 2023 年 6 月第 1 次印刷

印数：1—2 000

ISBN 978-7-5689-3874-7 定价：42.00 元

BIANWEIHUI 编委会 ✚

为落实《国家职业教育改革实施方案》和《职业院校教材管理办法》等文件精神，不断深化职业教育教学改革，全面提升人才培养质量，积极适应教材建设的时代要求，发挥精品在线课程数字化教学资源建设及应用优势，编写了这本《症状学》教材。本书适用于高等职业院校临床医学专业、口腔医学专业及其他医学类相关专业的学生。

本书的主要特点有：

1.坚持立德树人　在书中适时融入课程思政元素，注重医德医风教育，着力培养学生"敬佑生命、救死扶伤、甘于奉献、大爱无疆"的医者精神，引导学生始终把人民群众生命安全和身体健康放在首位，尊重关爱患者，善于沟通，不断提升医学道德和人文修养。

2.融媒体资源配套　本书是湖北省在线精品课程"症状学"的配套教材，以二维码的形式，提供了与纸质教材内容相适应的视频、动画、课件、图片、测试题及执业助理医师技能考试评分标准等数字资源，极大地丰富了教材内容，有助于学生自主学习和积极探究，满足学生可持续发展的需要，同时也为教师开展线上线下混合式教学创造了良好条件。

3.产教融合共建　本书的编者既有来自高等职业院校的骨干教师，也有来自医院临床一线的医务人员。他们既有丰富的教学和临床工作经验，也有严谨求实的态度和对学生高度负责的精神。高职教师与行业专家"双元"共建，可以优势互补，使本书的开发更符合实际工作岗位和人才培养需求，更有利于学生职业能力的提升。

4.职业教育特色突出　本书以培养适应现代社会需求的医学人才为核心，以职业岗位工作过程为主线，充分体现理论与实践一体、知识传授与能力素质培养相结合，并与执业助理医师资格考试大纲相衔接，反映新知识、新技术和新标准，具有鲜明的职业教育特色。

在此，感谢本书所有编委付出的辛勤劳动和智慧，并对本书引用的参考文献的作者表示诚挚的谢意！

由于编者水平有限，书中疏漏之处在所难免，恳请广大师生和读者多提宝贵意见，反馈使用信息，使本书得以完善。

岳新荣

2023年3月

MULU 目 录 ✚

项目 1

课程概述

任务列表

任务 1.1 症状学的作用和内容

学习目标

1.知识目标：掌握症状与体征的定义，熟悉症状学的主要内容。

2.能力目标：培养发现问题、探究问题的能力。

3.素质目标：理解学好症状学在临床诊断工作中的重要意义，树立成为人民需要的好医生的职业理想。

症状学（Symptomatology）是研究症状的病因、发生机制、临床表现、问诊内容和方法以及对病史资料分析判断的一门学科。症状是指病人主观感受到的异常的、不舒适的感觉或客观的病态改变。症状有多种表现形式，有些只有主观感觉，如胸痛、恶心、头昏等；有些既有主观感觉，也有通过客观检查发现的，如发热、呼吸困难等；有些无主观不适或异常感觉，只有通过客观检查才能发现，我们常称为体征，如黄疸、血尿、肝脾肿大等。凡此种种，皆为症状，即广义的症状包括体征。

一、症状学的作用

症状学是诊断学的基础，是医生诊治病人的第一步，也是随后对病人进行体格检查和辅助检查的选择非常重要的线索和依据，还是反映病情的重要指标之一。临床症状复杂多样，同一种疾病可以表现为不同的症状，不同的疾病也可能出现某些相同的症状。因此，在疾病诊断中，必须结合临床资料，对每一种症状都必须进行深入探索，综合分析，才有可能认识到疾病的本质。

二、症状学的内容

临床症状繁多，本书重点阐述临床上较常见的24种症状的病因、发生机制、临床表现及问诊内容。问诊即病史采集（history taking），是医师通过与病人或知情人交谈，借以了解疾病的发生、发展、诊治经过、既往健康史、个人史和家族状况等，经过分析、综合，提出初步诊断方法。问诊内容包括一般项目、主诉、现病史、既往

史、个人史、婚姻史、月经史、生育史及家族史等。问诊是医师必须掌握的基本实践技能，通过问诊可以获得病人的症状，对诊断具有极其重要的意义，也为随后对病人进行的体格检查和辅助检查的选择提供重要的基本资料。病史资料的完整性和准确性对疾病的诊断和治疗有很大的影响。

（岳新荣）

任务1.2　学习症状学的方法和要求

📖 **学习目标**

1.知识目标：熟悉症状学的方法和要求。

2.能力目标：培养持续学习、反复实践、不断探究的能力。

3.素质目标：弘扬求真求实的职业态度和救死扶伤的职业精神。

一、学习症状学的方法

医学生学习症状学时，临床课程尚未开始学习，只初步了解了某些疾病发生时的生理功能和病理形态的改变，或能应用一些医学基础知识对临床上出现的某些症状和体征作出一定的解释。因此，在初期阶段，不应该也不可能要求医学生在学习症状学时对临床上各种疾病作出准确而又全面的诊断。

症状学的主要任务是指导学生如何接诊病人，如何通过问诊确切而客观地了解病情，如何训练临床思维，如何从症状的表象进行推理、分析、思考，得到诊断疾病的某些线索，从而提出可能的诊断。这就要求医学生学会运用辩证唯物主义的观点去观察表现，分析病情，透过临床现象探索疾病的本质，提出可能的诊断。

学习症状学只是一个涉及临床医学专业课程的重要开端，或仅为步入学习临床学科的起点或前奏。从一个医学生到一个能提出初步诊断的临床医生，是需要经历许多临床实践，需要持续学习、反复实践、不断训练才能达到的。

二、学习症状学的要求

在症状学的教学活动中，要经常面对病人，因此，必须耐心倾听病人的陈述，细心观察病情的变化，关心体贴病人的疾苦，取得病人的信任和配合，一切从病人的利益出发，全心全意为病人服务，做一个具有"敬佑生命、救死扶伤、甘于奉献、大爱无疆"职业精神的医务工作者。学习症状学的基本要求如下：

1.举止端庄，态度和蔼，关爱病人，语言通俗易懂。

2.尊重病人的人格和权利，不泄露病人的隐私和秘密。

3.能独立进行系统而有针对性的病史采集，能熟练掌握症状与体征间的内在联系和临床意义。

4.能认真学习和领悟医患沟通的方法和技巧，并反复实践，不断提高语言表达能力。

5.对临床症状进行积极探究，善于发现问题和分析问题，自觉训练临床思维能力，不断提高问诊能力。

思维导图

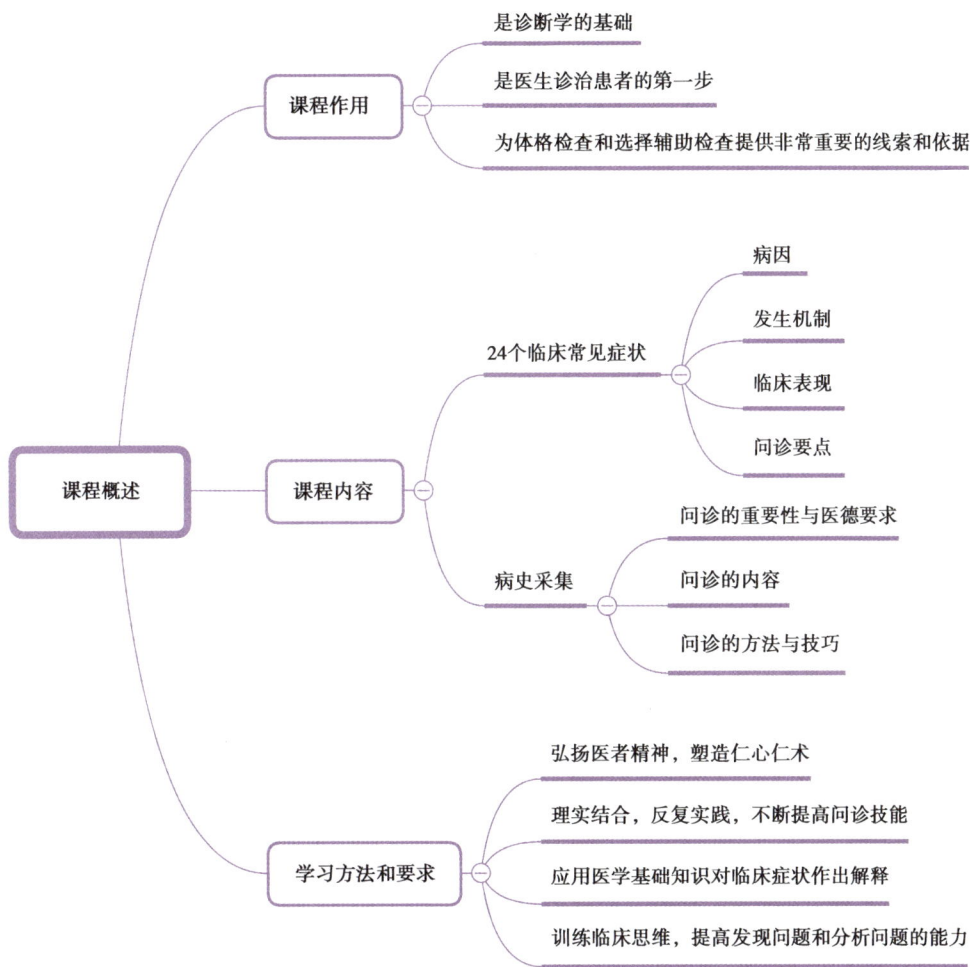

思维导图：
1.2 课程概述

（岳新荣）

项目 2

常见症状

任务列表

任务 2.1 发热

课件: 2.1 发热

学习目标

1.知识目标: 理解发热的定义和发生机制, 熟悉发热的病因, 掌握发热的临床表现, 记住发热问诊的要点。

2.能力目标: 能独立面对发热病人进行问诊, 逐步提高语言沟通技巧和问诊能力, 能对发热的特点和病因进行探究分析, 不断训练和提高临床思维能力。

3.素质目标: 不畏困难, 大胆尝试, 勤于实践, 反复练习。态度友善、语言通俗易懂、关心尊重病人。积极弘扬"敬佑生命、救死扶伤、甘于奉献、大爱无疆"的职业精神。

视频: 2.1 发热的定义与病因

正常人的体温受体温调节中枢下丘脑所调控, 并通过神经、体液因素使产热和散热过程呈动态平衡, 保持体温在相对恒定的范围内: 腋窝温度为36~37 ℃, 口腔温度为36.3~37.2 ℃, 直肠温度为36.5~37.7 ℃。当各种原因引起人体体温调节中枢的功能障碍时, 体温升高超出正常范围, 称为发热(fever)。

正常人的体温存在个体差异, 且常受机体内、外因素的影响稍有波动。在一天24小时内, 下午体温较早晨稍高, 剧烈运动或进餐后体温也略有升高, 但一般波动范围不超过1 ℃。女性月经前及妊娠期体温略高于正常体温。老年人体温相对低于青壮年体温。另外, 在高温环境下体温也会升高。

一、病因

发热的病因有很多, 临床上可分为感染性发热和非感染性发热两大类。感染性发热更多见。

(一)感染性发热

各种病原微生物, 如细菌、病毒、支原体、衣原体、立克次体、螺旋体、真菌、寄生虫等引起的感染, 无论是急性、亚急性或慢性, 还是局限性或全身性均可导致发热, 是发热最常见的病因之一。

（二）非感染性发热

非感染性发热由以下六种情况引起。

1.无菌性坏死物质吸收　由于组织损伤或组织蛋白分解及坏死物质吸收，常可引起发热，称为吸收热。体温大多不超过38.5 ℃，3~5天恢复正常。常见于以下三类原因。

（1）机械性、物理性或化学性损害，如大面积烧伤、大手术、大血肿等。

（2）组织缺血性坏死，如心肌梗死、肺梗死或肢体缺血性坏死等。

（3）组织或细胞破坏，如恶性肿瘤、白血病、溶血反应等。

2.抗原-抗体反应　如风湿热、药物热、血清病、自身免疫性疾病等。

3.内分泌代谢性疾病　如甲状腺功能亢进症、重度脱水等。

4.皮肤散热减少　如鱼鳞病、广泛性皮炎及慢性心力衰竭等，一般为低热。

5.体温调节中枢功能障碍　如重度中暑、脑出血、脑外伤等，上述各种原因可直接损害体温调节中枢，致使其功能失常而引起发热，多为高热。

6.自主神经功能紊乱　属功能性发热，常伴有自主神经功能紊乱的其他表现，多为低热。常见的功能性低热有以下三种情况。

（1）原发性低热：由自主神经功能紊乱所致的体温调节障碍或体质异常，低热可持续数月甚至数年之久，热型较规则，体温波动范围较小，多在0.5 ℃以内。

（2）夏季低热：低热仅发生在夏季，秋凉后自行退热，每年如此反复出现，连续数年后多可自愈。多见于幼儿，因体温调节中枢功能不完善，夏季身体虚弱，且多发生于营养不良或脑发育不全者。

（3）生理性低热：如精神紧张、剧烈运动后均可出现低热。月经前及妊娠初期也可有低热现象。

二、发生机制

（一）致热原性发热

凡是能引起体温升高的物质通称为致热原（pyrogen）。根据来源又将致热原分为外源性致热原和内源性致热原。外源性致热原包括各种病原微生物及产物，无菌性坏死物质，炎性渗出物，抗原抗体复合物，某些类固醇物质特别是肾上腺皮质激素的代谢产物原胆烷醇酮，多糖体成分及淋巴细胞激活因子等。内源性致热原又称为白细胞致热原，如白细胞介素、肿瘤坏死因子和干扰素等。

动画：2.1 致热原性发热机制

（二）非致热原性发热

1.体温调节中枢直接受损　如颅脑外伤、出血、炎症等。

2.产热过多　如甲状腺功能亢进症、癫痫持续状态等。

3.散热减少　如广泛性皮肤病、心力衰竭等。

三、临床表现

（一）发热分期

1.体温上升期　常表现为乏力、肌肉酸痛、皮肤苍白、无汗、畏寒或寒战，此期产热大于散热，使体温升高。体温上升有两种方式：①骤升型：体温在数小时内达39~40 ℃或以上，常伴寒战，常见于大叶性肺炎、败血症、流行性感冒、急性肾盂肾炎、疟疾、输液反应等。②缓升型：体温在数日内逐渐达高峰，多不伴寒战，常见于伤寒、结核病及布氏杆菌病等。

2.高热期　指体温上升达高峰后保持一段时间，此期产热与散热过程在较高的水平上保持相对平衡，皮肤血管由收缩转为舒张，皮肤发红、灼热，并开始出汗，呼吸加深加快，脉搏增加，食欲减退，严重者可有不同程度的意识障碍。

3.体温下降期　由于病因消除，致热原的作用减弱或消失，体温中枢调定点逐渐恢复正常，产热减少，散热增加，使体温降至正常水平。此期表现为出汗增多，皮肤潮湿。体温下降也有两种方式：①骤降型：体温在数小时内迅速下降至正常水平，常伴大汗淋漓，见于急性肾盂肾炎、流行性感冒、疟疾、输液反应等。②缓降型：体温在数天内逐渐降至正常，如伤寒、结核病、风湿热等。

（二）发热分度

以口腔温度为标准，将发热分为：低热37.3~38 ℃；中度发热38.1~39 ℃；高热39.1~41 ℃；超高热41 ℃以上。

（三）常见热型

将发热病人在不同时间测得的体温数值依次记录在体温单上，各体温数值点连接起来形成不同形态的体温曲线，称为热型。不同的病因所致发热的热型也常不同。临床上常见的热型有以下几种。

1.稽留热　指体温持续在39~40 ℃以上的高水平，达数天或数周，24小时内体温波动范围不超过1 ℃（图2.1）。常见于伤寒、肺炎球菌肺炎等的高热期。

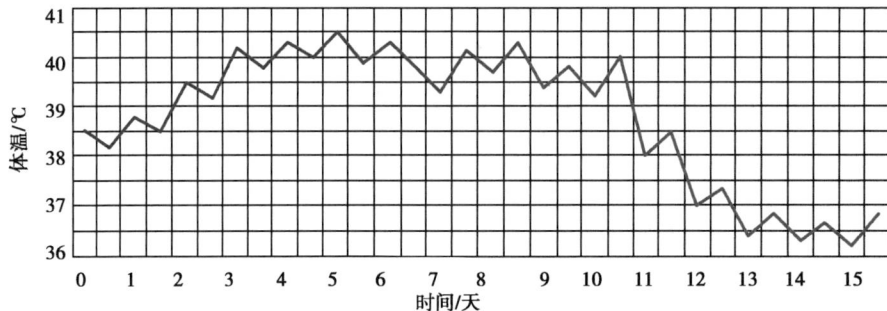

图2.1　稽留热

2.弛张热　又称败血症热型。体温常在39 ℃以上，波动幅度大，24小时内波动范围超过2 ℃，但都在正常水平以上（图2.2）。常见于败血症、重症肺结核病及其他化脓性炎症。

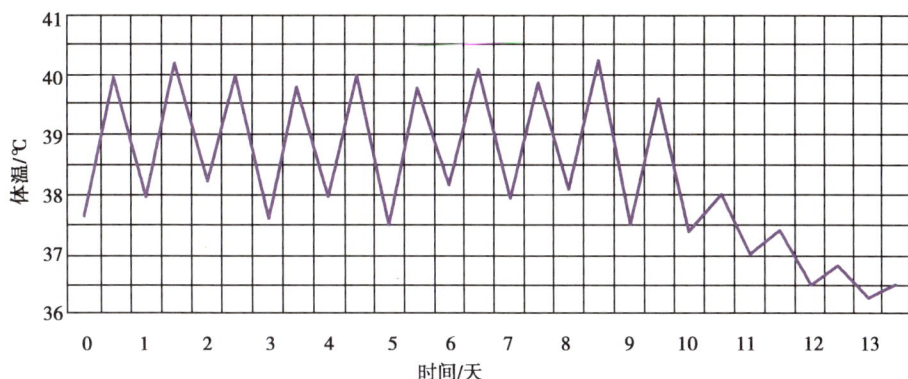

图 2.2　弛张热

3.间歇热　体温骤升达高峰后持续数小时，又迅速降至正常水平，无热期可持续1天至数天，如此高热期与无热期反复交替出现（图2.3）。常见于急性肾盂肾炎、疟疾等。

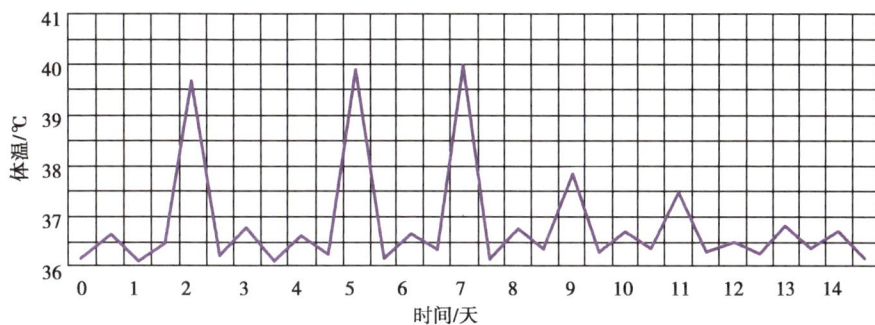

图 2.3　间歇热

4.波状热　体温逐渐上升达39 ℃或以上，数天后又逐渐下降至正常水平，持续数天后又逐渐升高，如此反复多次（图2.4）。常见于布氏杆菌病。

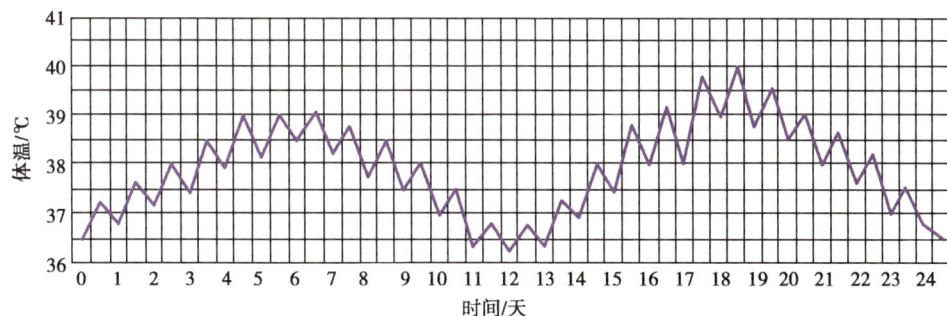

图 2.4　波状热

5.回归热　体温急剧上升至39 ℃或以上，持续数天后又骤然下降至正常水平（图2.5）。高热期与无热期各持续若干天后规律性交替一次。常见于回归热、霍奇金病等。

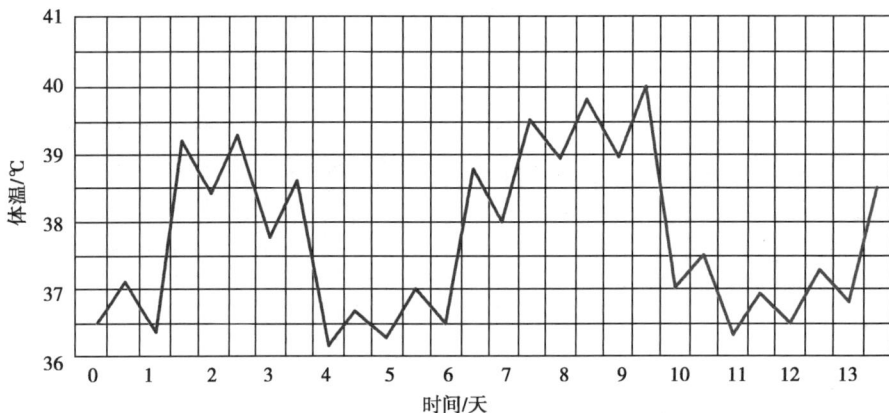

图 2.5　回归热

6.不规则热　发热的体温曲线无一定规律，可见于结核病、风湿热、支气管肺炎、渗出性胸膜炎等（图2.6）。

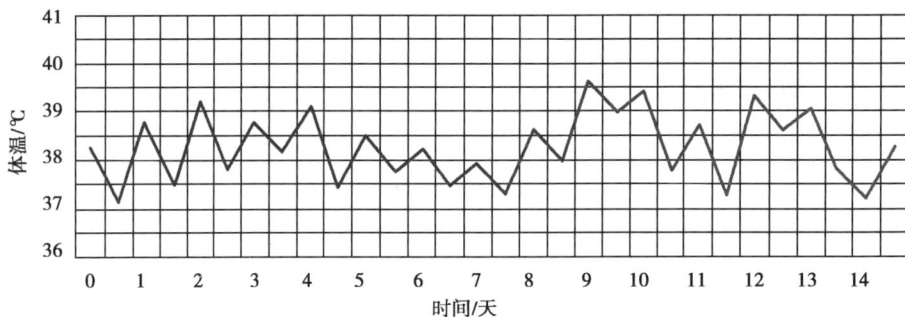

图 2.6　不规则热

不同的发热性疾病各具有相应的热型，根据热型的不同有助于发热病因的诊断和鉴别诊断。但必须注意，由于抗生素的广泛应用，及时控制了感染，或因解热药或糖皮质激素的应用，可使某些疾病的特征性热型变得不典型或呈不规则热型；热型也与个体反应的强弱有关，如老年人休克型肺炎时可仅有低热或无发热，而不具备肺炎的典型热型。

四、问诊要点

（一）询问发热的特点

1.发热出现的急缓　如大叶性肺炎常突然发热，而伤寒是体温逐渐增高，数天后达高热。

2.发热程度　有无测量体温，体温多高。如伤寒、疟疾、中枢性发热等常为高热，结核病、自身免疫性疾病、吸收热、生理性发热等多为低热。

3.每日体温波动范围　在1 ℃以内还是2 ℃以上。

4.发热持续及间歇时间　是持续性发热还是间歇性发热，持续或间歇的时间有多久。

视频：2.1 发热的问诊要点

5.退热情况 发热是骤退还是渐退，是自动退热还是用药后退热。

（二）询问病因诱因

有无受凉、进不洁饮食、过度劳累、外伤等。

（三）询问诊治经过

有无诊治，治疗情况如药物名称、剂量、疗效等。

（四）询问患病以来的一般情况

如精神状态、食欲、体重改变、睡眠及大小便情况。

（五）询问既往病史

有无传染病接触史、疫水接触史、手术史、流产或分娩史、服药史及职业特点等。

（六）询问伴随症状

1.伴寒战 常见于肺炎球菌肺炎、流行性脑脊髓膜炎、急性肾盂肾炎、败血症、急性胆囊炎、疟疾发作初期、药物热、输液反应等。

2.伴结膜充血 常见于流行性出血热、麻疹、斑疹伤寒、恙虫病、钩端螺旋体病等。

3.伴皮疹 常见于水痘、猩红热、风疹、麻疹、斑疹伤寒、结缔组织病、风湿热、药物热等。伴口唇单纯疱疹，常见于急性发热性疾病，如肺炎球菌肺炎、流行性脑脊髓膜炎等。

4.伴肝脾肿大 常见于传染性单核细胞增多症、病毒性肝炎、肝及胆道感染、结缔组织病、白血病、淋巴瘤、疟疾、黑热病及急性血吸虫病等。

5.伴淋巴结肿大 常见于淋巴结结核、风疹、局灶性化脓性感染、传染性单核细胞增多症、淋巴瘤、白血病、转移癌等。

6.伴出血 伴皮肤黏膜出血可见于重症感染、某些急性传染病和血液系统疾病，如流行性出血热、病毒性肝炎、斑疹伤寒、钩端螺旋体病、败血症、急性白血病、再生障碍性贫血等。

7.伴关节肿痛 常见于败血症、猩红热、风湿热、结缔组织病、结核病、痛风、布氏杆菌病等。

8.伴昏迷 先昏迷后发热见于脑出血、巴比妥类药物中毒等；先发热后昏迷，常见于流行性乙型脑炎、流行性脑脊髓膜炎、伤寒、斑疹伤寒、脑型疟疾、中毒性菌痢、中暑等。

📝 思维导图

思维导图：
2.1 发热

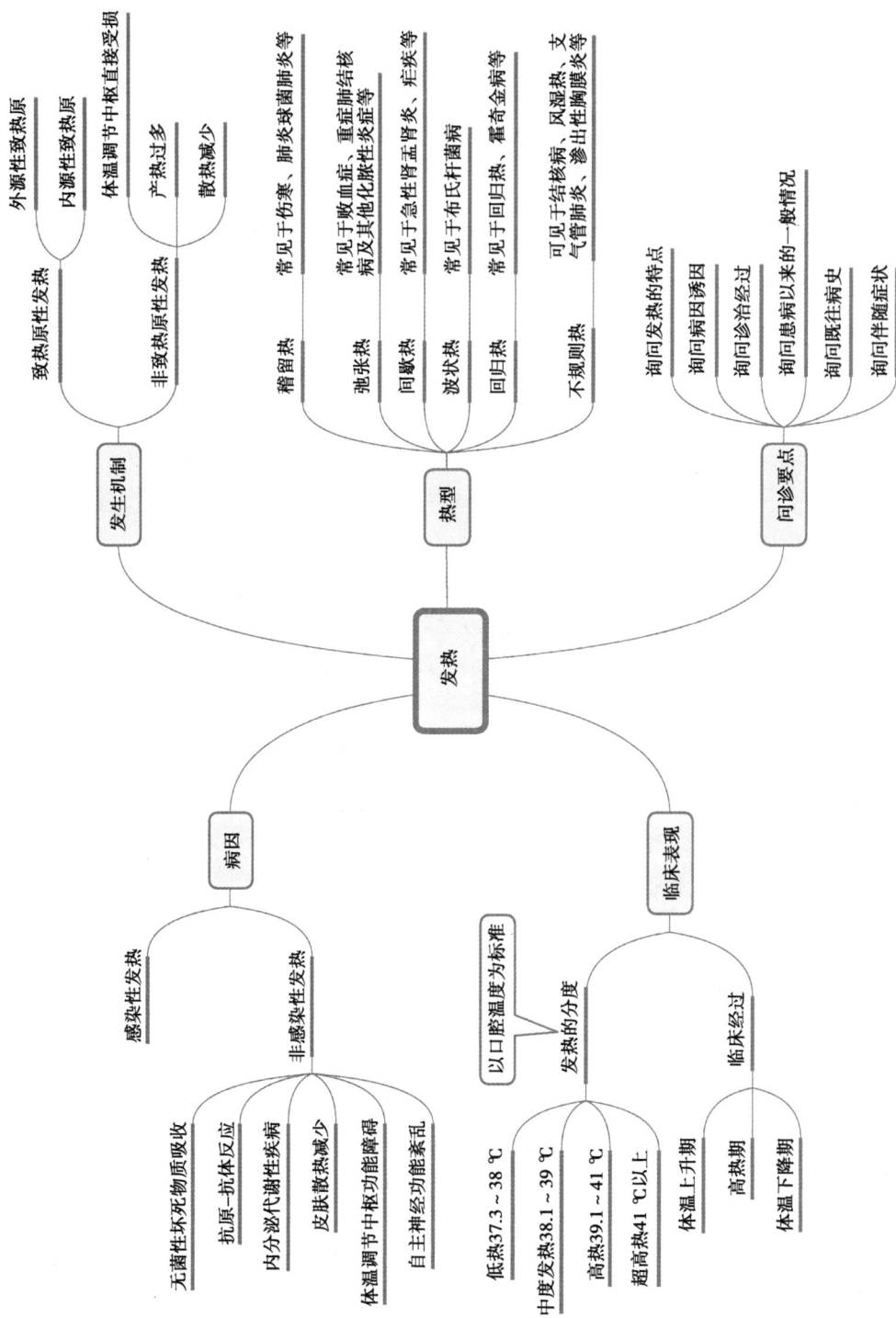

发热

发生机制

致热原性发热
- 外源性致热原
- 内源性致热原

非致热原性发热
- 体温调节中枢直接受损
- 产热过多
- 散热减少

热型

- 稽留热 —— 常见于伤寒、肺炎球菌肺炎等
- 弛张热 —— 常见于败血症、重症肺结核病及其他化脓性炎症等
- 间歇热 —— 常见于急性肾盂肾炎、疟疾等
- 波状热 —— 常见于布氏杆菌病
- 回归热 —— 常见于回归热、霍奇金病等
- 不规则热 —— 可见于结核病、风湿热、支气管肺炎、渗出性胸膜炎等

问诊要点

- 询问发热的特点
- 询问病因诱因
- 询问诊治经过
- 询问患病以来的一般情况
- 询问既往病史
- 询问伴随症状

病因

感染性发热

非感染性发热
- 无菌性坏死物质吸收
- 抗原—抗体反应
- 内分泌代谢性疾病
- 皮肤散热减少
- 体温调节中枢功能障碍
- 自主神经功能紊乱

临床表现

发热的分度（以口腔温度为标准）
- 低热 37.3～38 ℃
- 中度发热 38.1～39 ℃
- 高热 39.1～41 ℃
- 超高热 41 ℃以上

临床经过
- 体温上升期
- 高热期
- 体温下降期

❓ 考点达标练习

单选题

1.发热最为常见的病因是（　　　）。

　　A.感染　　　　　　　　　　　　B.皮肤散热减少

　　C.体温调节中枢功能失调　　　　D.心肺等内脏梗死或肢体坏死

　　E.组织坏死与细胞破坏死

2.心肌梗死病人出现发热的原因是（　　　）。

　　A.感染

　　B.无菌性坏死物质吸收引起的吸收热

　　C.抗原－抗体反应

　　D.体温调节中枢功能障碍

　　E.自主神经功能紊乱

3.正常人的体温调节中枢在（　　　）。

　　A.小脑　　　　　　　　　　B.大脑半球　　　　　　　C.下丘脑

　　D.间脑　　　　　　　　　　E.延髓

4.疟疾常见的热型为（　　　）。

　　A.稽留热　　　　　　　　　B.弛张热　　　　　　　　C.间歇热

　　D.回归热　　　　　　　　　E.波状热

5.布氏杆菌病常见的热型为（　　　）。

　　A.稽留热　　　　　　　　　B.弛张热　　　　　　　　C.间歇热

　　D.回归热　　　　　　　　　E.波状热

6.败血症常见的热型为（　　　）。

　　A.稽留热　　　　　　　　　B.弛张热　　　　　　　　C.间歇热

　　D.回归热　　　　　　　　　E.波状热

7.大叶性肺炎常见的热型为（　　　）。

　　A.稽留热　　　　　　　　　B.弛张热　　　　　　　　C.间歇热

　　D.回归热　　　　　　　　　E.波状热

8.霍奇金病常见的热型为（　　　）。

　　A.稽留热　　　　　　　　　B.弛张热　　　　　　　　C.间歇热

　　D.回归热　　　　　　　　　E.波状热

9.结核病多见的热型为（　　　）。

　　A.不规则热　　　　　　　　B.弛张热　　　　　　　　C.间歇热

　　D.回归热　　　　　　　　　E.波状热

10.下列说法错误的是（　　　　）。

　A.妇女月经前及妊娠期体温可略高于正常

　B.各种病原微生物均可引起发热

　C.24小时内正常人的体温下午较早晨稍高

　D.无菌性坏死物质吸收引起的发热常为高热

　E.应用抗生素、糖皮质激素和解热镇痛药等，可使热型变得不典型

11.正常人的体温在24小时内稍有波动，但一般波动范围不超过（　　　　）。

　A.0.3℃　　　　　　　　　B.0.5℃　　　　　　　　　C.0.7℃

　D.1℃　　　　　　　　　　E.1.5℃

12.下列哪种疾病所致发热为致热原性发热？（　　　）

　A.甲状腺功能亢进　　　　B.急性心肌梗死　　　　　C.中暑

　D.风湿热　　　　　　　　E.细菌性肺炎

13.先昏迷后发热常见于哪种疾病？（　　　）

　A.败血症　　　　　　　　B.流行性出血热　　　　　C.脑出血

　D.流行性乙型脑炎　　　　E.流行性脑脊髓膜炎

14.下列发热性疾病中，不伴有肝脾肿大的是（　　　）。

　A.淋巴瘤　　　　　　　　B.白血病

　C.传染性单核细胞增多症　　D.病毒性肝炎

　E.急性上呼吸道感染

15.病人，男，25岁，突发畏寒、寒战，体温迅速上升至40.1℃，2小时后大汗，体温降至正常，2天后再次出现寒战、高热，2小时后出汗迅速缓解。以下疾病中可能性最大的是（　　　）。

　A.大叶性肺炎　　　　　　B.肺结核　　　　　　　　C.布氏杆菌病

　D.伤寒　　　　　　　　　E.疟疾

执助技能训练

【简要病史】病人，男，39岁，发热2天，门诊就诊。

【答题要求】请围绕以上简要病史，将询问的内容写在下方答题纸上。

执助技能考试评分标准：2.1 发热的问诊

（岳新荣）

任务 2.2　咳嗽与咳痰

学习目标

1.知识目标: 理解咳嗽与咳痰的定义, 熟悉咳嗽与咳痰的病因, 记住咳嗽与咳痰问诊的要点。

2.能力目标: 能独立面对咳嗽与咳痰病人进行问诊, 逐步提高语言沟通技巧和问诊能力, 并对咳嗽与咳痰的特点和病因进行探究分析, 自觉训练临床思维能力。

3.素质目标: 不畏困难, 大胆尝试, 勤于实践, 反复练习。态度友善、语言通俗易懂、关心尊重病人。积极弘扬"敬佑生命、救死扶伤、甘于奉献、大爱无疆"的职业精神。

咳嗽 (cough) 与咳痰 (expectoration) 是临床非常常见的症状。咳嗽是人体的一种保护性反射动作。呼吸道内分泌物和自外界吸入呼吸道的异物, 可通过咳嗽反射排出体外。咳嗽也有不利的一面, 可使呼吸道内感染扩散, 剧烈咳嗽还可导致呼吸道出血, 甚至诱发自发性气胸等。因此, 长期频繁的咳嗽会影响工作与休息, 则属病理现象。痰是气管、支气管的分泌物或肺泡内的渗出液, 借助咳嗽将痰排出称为咳痰。

一、病因

1.呼吸系统疾病　从鼻咽部至小支气管整个呼吸道黏膜受到刺激时均可引起咳嗽。例如, 吸入刺激性气体、异物、呼吸道及肺部炎症、出血、肿瘤等刺激均可引起咳嗽。而呼吸道感染是引起咳嗽、咳痰最为常见的原因。

2.胸膜疾病　胸膜炎、胸膜间皮瘤、自发性气胸等。

3.心血管疾病　二尖瓣狭窄或其他原因致左心衰竭引起肺瘀血、肺水肿, 或因右心及体循环静脉栓子脱落引起肺栓塞时, 肺泡及支气管内漏出物或渗出物刺激肺泡壁及支气管黏膜, 引起咳嗽。

4.神经、精神因素　从大脑皮层发出冲动传至延髓咳嗽中枢, 故可随意引起咳嗽反射或抑制咳嗽反射, 如习惯性咳嗽、癔症等。皮肤受冷刺激或三叉神经分布的鼻黏

膜及舌咽神经支配的咽峡部黏膜受刺激时，可反射性引起咳嗽。脑炎、脑膜炎时也可出现咳嗽。

5.其他　如服用血管紧张素转化酶抑制剂可引起咳嗽，胃食管反流病、食管裂孔疝、恶性肿瘤或白血病发生肺或胸膜浸润等可出现咳嗽。

二、发生机制

咳嗽是由延髓咳嗽中枢受刺激引起的。来自耳、鼻、咽、喉、支气管、胸膜等感受区的刺激传入延髓咳嗽中枢，该中枢再将冲动传向运动神经，即喉下神经、膈神经和脊髓神经，分别引起咽肌、膈肌和其他呼吸肌的运动来完成咳嗽动作，表现为深吸气后，声门关闭，继以突然剧烈的呼气，冲出狭窄的声门裂隙产生咳嗽动作和发出声音。

咳痰是一种病态现象。正常支气管黏膜腺体和杯状细胞只分泌少量黏液，以保持呼吸道黏膜的湿润。当呼吸道发生炎症时，黏膜充血、水肿，黏液分泌增多，毛细血管壁通透性增加，浆液渗出。此时含红细胞、白细胞、巨噬细胞、纤维蛋白等的渗出物与黏液、吸入的尘埃和某些组织破坏物等混合而成痰，随咳嗽动作排出。在呼吸道感染和肺寄生虫病时，痰中可查到病原体。另外，在肺淤血和肺水肿时，肺泡和小支气管内有不同程度的浆液漏出，也可引起咳痰。

三、问诊要点

（一）性别与年龄

如儿童突发呛咳，应警惕异物吸入；青壮年慢性咳嗽，应考虑肺结核、支气管扩张的可能；而对40岁以上的吸烟者，需考虑慢性支气管炎、肺气肿、支气管肺癌；对青年女性，需注意支气管内膜结核和支气管腺瘤等。

（二）咳嗽的性质

咳嗽无痰或痰量很少，称干性咳嗽，常见于急慢性咽喉炎、急性支气管炎初期、胸膜炎、肺结核、肺癌、支气管异物等。咳嗽伴有痰液称湿性咳嗽，常见于慢性支气管炎、支气管扩张症、肺炎、肺脓肿及空洞性肺结核等。刺激性呛咳是肺癌、肺结核的早期表现。

（三）咳嗽的时间与规律

突然发作的咳嗽，常由于吸入异物或刺激性气体、淋巴结或肿瘤压迫气管或气管分叉处引起。长期反复发作的咳嗽多见于慢性呼吸道疾病，如慢性支气管炎、慢性肺脓肿、支气管扩张症、空洞性肺结核等；体位变动，痰液流动可使病人的咳嗽于清晨

起床或夜间睡眠时加剧，如慢性肺脓肿、支气管扩张症。左心功能不全病人夜间咳嗽明显，与夜间迷走神经兴奋性增高及肺淤血加重有关。

（四）咳嗽的音色

金属音调咳嗽，见于原发性支气管肺癌、纵隔肿瘤、主动脉瘤等直接压迫气管所致。咳嗽声音嘶哑，见于声带炎、喉炎、喉癌或肿瘤压迫喉返神经所致。犬吠样咳嗽，多见于百日咳、气管受压、会厌或喉部疾患。咳嗽声音无力，见于极度衰竭、声带麻痹等。

（五）痰的性状与痰量

1.痰的性状　询问痰的性质、颜色、气味和黏稠度等特点。痰的性质有黏液性、浆液性、黏液脓性、脓性、血性等。脓痰有恶臭气味者，提示厌氧菌感染。黄色脓痰提示呼吸道化脓性感染；铁锈色痰见于肺炎球菌肺炎；草绿色痰见于铜绿假单胞菌感染；血痰多见于支气管扩张症、肺结核、支气管肺癌等；粉红色泡沫痰见于急性肺水肿；白色泡沫痰见于慢性支气管炎、慢性心力衰竭等。

2.痰量　健康的人很少有痰。急性呼吸道炎症时痰量较少，而支气管扩张症、肺脓肿、支气管胸膜瘘时痰量较多，且排痰与体位有关，痰量多时静置后出现分层现象：上层为泡沫，中层为浆液或浆液脓性，底层为坏死组织碎屑。

（六）伴随症状

1.伴大量脓痰　见于支气管扩张、肺脓肿、支气管胸膜瘘等。

2.伴发热　见于急性呼吸道感染、肺结核、胸膜炎等。

3.伴呼吸困难　见于喉炎、喉癌、慢性阻塞性肺疾病、支气管哮喘、重症肺炎、肺结核、大量胸腔积液、气胸、肺淤血、肺水肿、气管或支气管异物等。

4.伴咯血　见于肺结核、支气管扩张、支气管肺癌、肺脓肿、二尖瓣狭窄等。

5.伴胸痛　多见于肺炎、胸膜炎、气胸、支气管肺癌、肺栓塞等。

6.伴喘息　多见于支气管哮喘、慢性喘息性支气管炎、心源性哮喘、弥漫性泛细支气管炎等。

📝 **思维导图**

定义
—— 咳嗽是人体的一种保护性反射动作

—— 痰是气管、支气管的分泌物或肺泡内的渗出液 借助咳嗽将痰排出称为咳痰

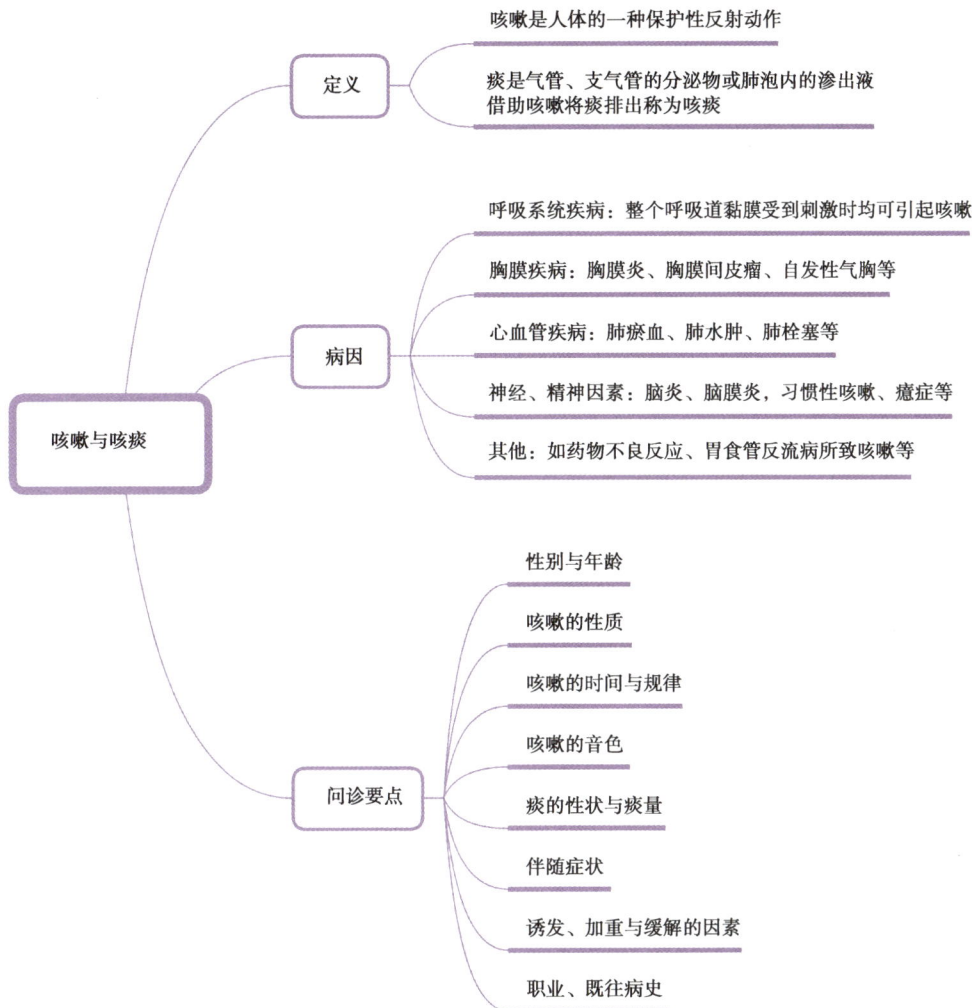

病因
—— 呼吸系统疾病:整个呼吸道黏膜受到刺激时均可引起咳嗽

—— 胸膜疾病:胸膜炎、胸膜间皮瘤、自发性气胸等

—— 心血管疾病:肺瘀血、肺水肿、肺栓塞等

—— 神经、精神因素:脑炎、脑膜炎,习惯性咳嗽、癔症等

—— 其他:如药物不良反应、胃食管反流病所致咳嗽等

咳嗽与咳痰

问诊要点
—— 性别与年龄

—— 咳嗽的性质

—— 咳嗽的时间与规律

—— 咳嗽的音色

—— 痰的性状与痰量

—— 伴随症状

—— 诱发、加重与缓解的因素

—— 职业、既往病史

❓ 考点达标练习

单选题

1.咳嗽与咳痰的病因中,下列哪类疾病最常见? (   )

　A.中枢神经系统疾病　　　　　B.呼吸系统疾病

　C.胸外疾病　　　　　　　　　D.心血管疾病

　E.消化系统疾病

2.关于咳嗽与咳痰,下列错误的是(   )。

　A.咳嗽是一种保护性反射动作　　B.咳嗽中枢在延髓

　C.咳痰是一种病态现象　　　　　D.心血管疾病不会出现咳嗽

E. 长期频繁咳嗽会影响工作与休息，则属病理现象

3. 白色念珠菌感染的痰是（　　　）。

　　A. 恶臭脓痰 　　　　　　　　　　　　B. 黄绿色或翠绿色痰者

　　C. 痰液黏稠、牵拉成丝样 　　　　　　D. 大量浆液泡沫样痰

　　E. 大量稀薄浆液痰中含粉皮样物者

4. 厌氧菌感染的痰是（　　　）。

　　A. 恶臭脓痰 　　　　　　　　　　　　B. 黄绿色或翠绿色痰者

　　C. 痰液黏稠、牵拉成丝样 　　　　　　D. 大量浆液泡沫样痰

　　E. 大量稀薄浆液痰中含粉皮样物者

5. 铜绿假单胞菌感染的痰是（　　　）。

　　A. 恶臭脓痰 　　　　　　　　　　　　B. 黄绿色或翠绿色痰者

　　C. 痰液黏稠、牵拉成丝样 　　　　　　D. 大量浆液泡沫样痰

　　E. 大量稀薄浆液痰中含粉皮样物者

6. 包虫病的痰是（　　　）。

　　A. 恶臭脓痰 　　　　　　　　　　　　B. 黄绿色或翠绿色痰者

　　C. 痰液黏稠、牵拉成丝样 　　　　　　D. 大量浆液泡沫样痰

　　E. 大量稀薄浆液痰中含粉皮样物者

7. 下列符合声带麻痹病人的是（　　　）。

　　A. 咳嗽声音低微或无声 　　　　　　　B. 咳嗽声音嘶哑

　　C. 金属音调咳嗽 　　　　　　　　　　D. 咳大量粉红色泡沫痰

　　E. 阵发性剧咳伴有高调吸气

8. 下列符合肺尖肿瘤的是（　　　）。

　　A. 咳嗽声音低微或无声 　　　　　　　B. 咳嗽声音嘶哑

　　C. 金属音调咳嗽 　　　　　　　　　　D. 咳大量粉红色泡沫痰

　　E. 阵发性剧咳伴有高调吸气

9. 百日咳的咳嗽特点是（　　　）。

　　A. 咳嗽声音低微或无声 　　　　　　　B. 咳嗽声音嘶哑

　　C. 金属音调咳嗽 　　　　　　　　　　D. 咳大量粉红色泡沫痰

　　E. 阵发性剧咳伴有高调吸气

10. 下列符合急性肺水肿的是（　　　）。

　　A. 咳嗽声音低微或无声 　　　　　　　B. 咳嗽声音嘶哑

　　C. 金属音调咳嗽 　　　　　　　　　　D. 咳大量粉红色泡沫痰

　　E. 阵发性剧咳伴有高调吸气

💬 **执助技能训练**

【简要病史】病人，男，58岁，咳嗽、咳痰1个月，门诊就诊。

【答题要求】请围绕以上简要病史，将询问的内容写在下方答题纸上。

执助技能考试评分标准：2.2 咳嗽与咳痰的问诊

（陈军芳）

任务 2.3 头痛

学习目标

1.知识目标：理解头痛的定义，了解头痛的常见病因，记住头痛的问诊要点。

2.能力目标：能对头痛病人进行独立问诊，逐步提高问诊能力；能对不同疾病的头痛特点进行探究分析，训练临床思维能力。

3.素质目标：问诊时耐心友善、关心尊重他人；培养科学严谨的职业素养；弘扬"敬佑生命、救死扶伤、甘于奉献、大爱无疆"的职业精神。

头痛（headache）是指额、顶、颞及枕部的疼痛，即外眦、外耳道与枕外隆突联线以上部位的疼痛。该症状可由紧张、劳累、受凉等因素引起，也可能是某些器质性病变的表现，是临床上的常见症状。

一、病因

（一）颅脑病变

1.颅内感染　如脑炎、脑膜炎、脑脓肿、颅内寄生虫感染等。

2.脑血管病变　常见于各种原因所致的脑缺血、脑出血、脑梗死等。

3.颅脑外伤　如脑震荡、颅内血肿、脑外伤后遗症等。

4.颅内占位性病变　如颅脑肿瘤或转移瘤、颅内囊虫病或包虫病等。

5.其他　如偏头痛、丛集性头痛、头痛型癫痫、腰椎穿刺后头痛。

（二）颅外病变

1.颅骨疾病　如颅底凹入症、颅骨肿瘤。

2.颈部疾病　颈椎病及其他颈部疾病。

3.神经痛　如三叉神经、舌咽神经及枕神经痛。

4.头面五官疾病　如眼、耳、鼻和牙齿疾病所致的头痛。

（三）全身性疾病

1.急性感染　如流感、肺炎、伤寒等发热性疾病。

2.心血管疾病　如高血压病、心力衰竭等。

3.中毒　如铅、酒精、一氧化碳、有机磷杀虫药、某些药物（如颠茄、水杨酸类）等中毒。

4.其他　贫血、低血糖、尿毒症、肺性脑病、系统性红斑狼疮、月经期及绝经期头痛、中暑等。

（四）神经症

如神经衰弱、癔症性头痛。

二、发生机制

头痛发生机制有下列几种情况：①各种原因引起的颅内外血管的收缩、扩张以及血管受牵引或伸展。②脑膜受刺激或牵拉。③具有痛觉的脑神经和颈神经被刺激、挤压或牵拉。④头、颈部肌肉的收缩。⑤五官和颈椎病变引起。⑥生化因素及内分泌紊乱。⑦神经功能紊乱。

三、问诊要点

（一）起病缓急和发病情况

1.急性头痛　青壮年突发剧烈头痛，伴恶心、呕吐，可考虑为颅内动脉瘤或脑血管畸形破裂出血；中老年人则可为脑梗死或脑出血；伴有发热的急性头痛多由各种感染性疾病所致。

2.慢性头痛　慢性进行性头痛并伴有颅内压增高表现（如呕吐、缓脉、视神经乳头水肿）应注意颅内占位性病变。青壮年慢性头痛，但无颅内压增高，常因焦虑、情绪紧张而发生，多为肌紧张性头痛。

3.反复发作的头痛　长期反复发作的头痛或搏动性头痛，多为血管性头痛（如偏头痛）或神经症。

（二）头痛的部位

了解头痛的部位是单侧或双侧、前额或枕部、局部或弥散、颅内或颅外，对病因的诊断有重要价值。如偏头痛及丛集性头痛多在一侧。全身性或颅内感染性疾病的头痛多为全头痛。颅内病变的头痛常为深在性且较弥散，颅内深部病变的头痛部位不一定与病变部位相一致，但疼痛多向病灶同侧放射。高血压引起的头痛多在额部或整个头部。蛛网膜下腔出血或脑脊髓膜炎除头痛外还有颈痛。眼源性、鼻源性或牙源性头

视频：2.3头痛的问诊要点

痛为浅在性且局限。

（三）头痛的程度与性质

头痛的程度一般分轻、中、重三种，但与病情的轻重并无平行关系。三叉神经痛、偏头痛及脑膜刺激的疼痛最为剧烈。脑肿瘤的头痛多为中度或轻度。有时神经功能性头痛也颇剧烈。高血压性、血管性及发热性疾病的头痛，往往带搏动性。神经痛多呈电击样痛或刺痛，肌肉收缩性头痛多为重压感、紧箍感或钳夹样痛。

（四）头痛的发生时间与持续时间

某些头痛常发生在特定的时间，如颅内占位性病变往往在清晨加剧；鼻窦炎由于炎性分泌物的蓄积，清晨头痛加剧；丛集性头痛常于夜间发生；女性偏头痛常与月经期有关。此外，对慢性头痛病人，要问其头痛是持续性还是间歇性。

（五）诱发、加重与缓解的因素

咳嗽、打喷嚏、摇头、俯身可使颅内高压性头痛、血管性头痛、颅内感染性头痛及脑肿瘤性头痛加剧。丛集性头痛在直立时可缓解。颈肌急性炎症所致的头痛可因颈部运动而加剧；慢性或职业性的颈肌痉挛所致的头痛，可因活动按摩颈肌而逐渐缓解。偏头痛在应用麦角胺后可获缓解。

（六）伴随症状

1.伴发热　见于颅内感染或全身性感染疾病。

2.伴眩晕　见于小脑肿瘤、椎-基底动脉供血不足等。

3.伴剧烈呕吐　见于颅内压增高，如脑肿瘤或脑膜炎。

4.伴视力障碍　见于青光眼或脑肿瘤。

5.伴脑膜刺激征　提示蛛网膜下腔出血或脑膜炎。

6.伴癫痫发作　见于脑肿瘤、脑血管畸形、颅内寄生虫病等。

7.伴自主神经功能紊乱症状　见于神经症。

8.伴精神症状　慢性进行性头痛出现精神症状者应注意颅内肿瘤。

思维导图

```
                                    ┌── 定义 ──────── 指额、顶、颞及枕部的疼痛
                                    │
                                    │               ┌── 颅脑病变
                                    │               ├── 颅外病变
                     头痛 ──────────┼── 病因 ───────┤
                                    │               ├── 全身性疾病
                                    │               └── 神经症
                                    │
                                    │               ┌── 起病缓急和发病情况
                                    │               ├── 头痛的部位
                                    │               ├── 头痛的程度与性质
                                    └── 问诊要点 ────┼── 头痛的发生时间与持续时间
                                                    ├── 诱发、加重与缓解的因素
                                                    ├── 伴随症状
                                                    └── 年龄、性别、职业、既往病史
```

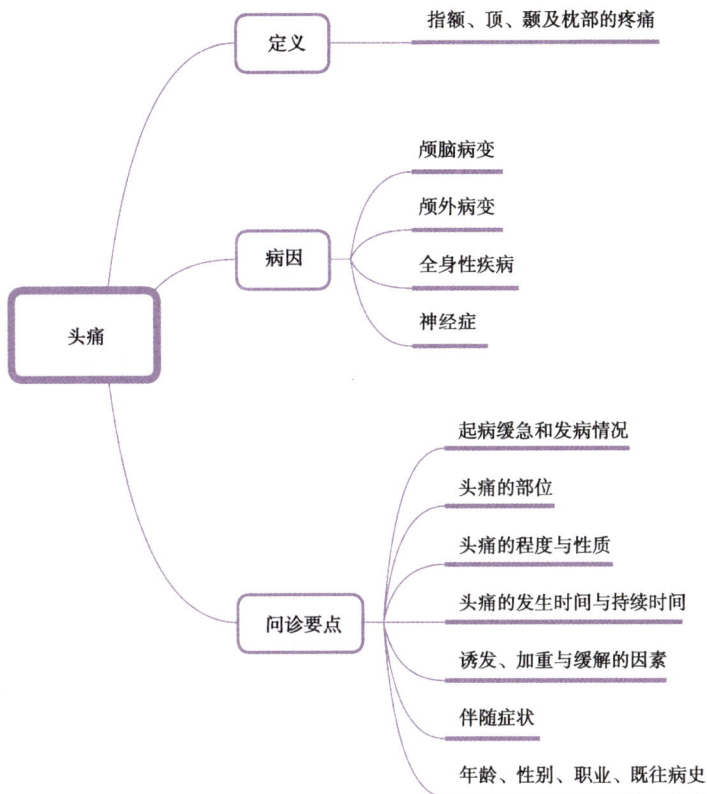

思维导图：
2.3 头痛

❓ 考点达标练习

单选题

1.呕吐伴头痛及喷射性呕吐者，可见于（　　　　）。

　　A. 急性胃炎　　　　　　　B. 霍乱　　　　　　　　C. 胃潴留

　　D. 颅内高压　　　　　　　E. 幽门梗阻

2.下列引起头痛的原因，其中不是颅脑病变的是（　　　　）。

　　A. 脑膜炎　　　　　　　　B. 高血压脑病　　　　　C. 脑血管畸形

　　D. 蛛网膜下腔出血　　　　E. 肺性脑病

3.头痛伴脑膜刺激征者，一般由下列哪种疾病引起？（　　　　）

　　A. 复杂型偏头痛　　　　　B. 蛛网膜下腔出血　　　C. 头痛型癫痫

　　D. 颅内肿瘤　　　　　　　E. 脑梗死

4.服用麦角胺后头痛可迅速缓解的疾病是（　　　　）。

　　A. 紧张性头痛　　　　　　B. 流行性脑脊髓膜炎　　C. 偏头痛

　　D. 舌咽神经痛　　　　　　E. 颅脑肿瘤

5.下列哪项是引起头痛的颅脑病变？（　　　）

　　A. 青光眼　　　　　　B. 颅骨肿瘤　　　　　　C. 颈椎病

　　D. 三叉神经痛　　　　E. 脑肿瘤

6.下列哪项是引起头痛的全身性疾病？（　　　）

　　A. 三叉神经痛　　　　B. 偏头痛　　　　　　　C. 贫血

　　D. 脑供血不足　　　　E. 脑外伤后遗症

7.下列哪项是引起头痛的颅外病变？（　　　）

　　A. 脑震荡　　　　　　B. 蛛网膜下腔出血　　　C. 脑栓塞

　　D. 颅骨肿瘤　　　　　E. 脑膜炎

8.头痛伴视力障碍可见于（　　　）。

　　A. 神经功能性头痛　　B. 脑内寄生虫　　　　　C. 青光眼

　　D. 偏头痛　　　　　　E. 颅内压增高

🗨 执助技能训练

【简要病史】病人，女，18岁，上体育课时爆炸样头痛伴呕吐3小时，急诊就诊。

【答题要求】请围绕以上简要病史，将应询问的内容写在下方答题纸上。

（王丹）

任务 2.4 胸痛

课件: 2.4 胸痛

视频: 2.4 胸痛的病因

学习目标

1.知识目标: 理解胸痛的定义, 熟悉胸痛的病因, 掌握胸痛的问诊要点。

2.能力目标: 能灵活运用所学知识点对胸痛病人进行问诊, 并根据症状进行初步诊断, 提高语言表达能力和临床思维能力。

3.素质目标: 具有沉着冷静、态度友善、关心尊重病人的职业素质。

胸痛（chest pain）主要由胸部疾病引起, 少数可由其他部位的病变所致。胸痛的程度因个体痛阈的差异而不同, 故胸痛的程度与病情的轻重并无平行关系。

一、病因

1.胸壁疾病 带状疱疹、急性皮炎、皮下蜂窝织炎、肌炎、肋间神经炎、肋软骨炎、肋骨骨折、急性白血病、多发性骨髓瘤等。

2.呼吸系统疾病 胸膜炎、胸膜肿瘤、气胸、肺炎、肺癌、肺梗死等。

3.心血管疾病 心绞痛、心肌梗死、心肌病、夹层动脉瘤、心包炎、心血管神经症等。

4.食管与纵隔疾病 食管炎、食管癌、纵隔气肿、纵隔肿瘤等。

5.其他 膈下脓肿、肝脓肿、脾梗死、脾破裂、痛风、过度通气综合征等。

二、发生机制

各种理化因素及刺激因子均可刺激胸部的感觉神经纤维产生痛觉冲动, 并传至大脑皮层的痛觉中枢引起胸痛。胸部感觉神经纤维有: 肋间神经感觉纤维; 支配主动脉的交感神经纤维; 支配气管与支气管的迷走神经纤维; 膈神经的感觉纤维。除患病器官的局部疼痛外, 还可见远离该器官某部体表或深部组织疼痛, 称放射痛或牵涉痛。其原因是内脏病变与相应区域体表的传入神经进入脊髓同一节段并在后角发生联系, 故来自内脏的感觉冲动可直接激发脊髓体表感觉神经元, 引起相应体表区域的痛感。

三、问诊要点

（一）发病年龄

青壮年胸痛多考虑结核性胸膜炎、风湿性心脏病、心肌炎、心肌病、自发性气胸等，而中老年胸痛则应注意心绞痛、心肌梗死、支气管肺癌等的可能。

（二）胸痛部位

胸壁疾病引起的疼痛常固定在病变部位，局部有压痛，如为胸部皮肤炎症性病变，局部常有红、肿、热、痛表现。肋软骨炎多侵犯第一、二肋软骨，呈单个或多个隆起，局部有压痛，但无红肿。带状疱疹则为成簇水疱沿一侧肋间神经分布伴剧痛，疱疹不超过体表中线。胸膜炎所致的疼痛常在胸廓的下侧部或前部。肺尖部肺癌引起的疼痛多以肩部、腋下为主，向上肢内侧放射。食管、纵隔病变疼痛位于胸骨后。心绞痛、急性心肌梗死的疼痛在心前区与胸骨后或剑突下，且常放射至左肩、左臂内侧，甚至达无名指和小指；若疼痛放射至左颈或左侧面颊部，常被误认为牙痛。夹层动脉瘤引起的疼痛多位于胸背部，向下放射至下腹、腰部与两侧腹股沟和下肢。肝胆疾病及膈下脓肿引起的胸痛多在右下胸，侵犯膈肌中心部时疼痛放射至右肩部。

（三）疼痛性质与程度

带状疱疹呈刀割样或灼痛，疼痛剧烈；肋间神经痛亦为刀割样、触电样或灼痛；干性胸膜炎常为刺痛或撕裂痛；食管炎多呈灼热痛；心绞痛呈压榨、紧缩或窒息感；急性心肌梗死更为剧烈并有恐惧、濒死感；气胸为突发的撕裂样痛；夹层动脉瘤与肺梗死亦可突然出现胸部剧痛、锥痛或绞痛，常伴呼吸困难和发绀；肺癌早期可有胸部隐痛或闷痛。

（四）疼痛持续时间

血管狭窄或痉挛缺血所致的胸痛为阵发性，而炎症、肿瘤、栓塞或梗死所致的疼痛常呈持续性。如心绞痛发作时间短（几分钟），而急性心肌梗死持续时间长（数小时或更长）且不易缓解。

（五）诱发、加重与缓解疼痛的因素

胸膜炎的疼痛常在深吸气和咳嗽时加重，屏气时减轻或消失；心绞痛可由劳累、激动或饱食等诱发，休息或舌下含服硝酸甘油后于1~2分钟内缓解，而对心肌梗死所致的疼痛则无效；食管病变所致的胸痛常与吞咽食物有关。

（六）伴随症状

1.伴咳嗽、咳痰、发热　常见于支气管、肺部疾病。

2.伴呼吸困难　提示肺部病变范围较大，如气胸、渗出性胸膜炎、肺梗死。

3.伴咯血　常见于肺栓塞、肺结核、肺癌等。

4.伴吞咽困难　提示食管疾病。

5.伴面色苍白、血压下降　多见于大面积肺栓塞、心肌梗死、胸主动脉夹层、主动脉瘤破裂等。

思维导图

```
                                        胸壁疾病

                                        呼吸系统疾病

                            病因         心血管疾病

                                        食管与纵隔疾病

                                        其他
        胸痛

                                        发病年龄

                                        胸痛部位

                                        胸痛性质与程度
                            问诊要点
                                        胸痛持续时间

                                        诱发、加重与缓解疼痛的因素

                                        伴随症状
```

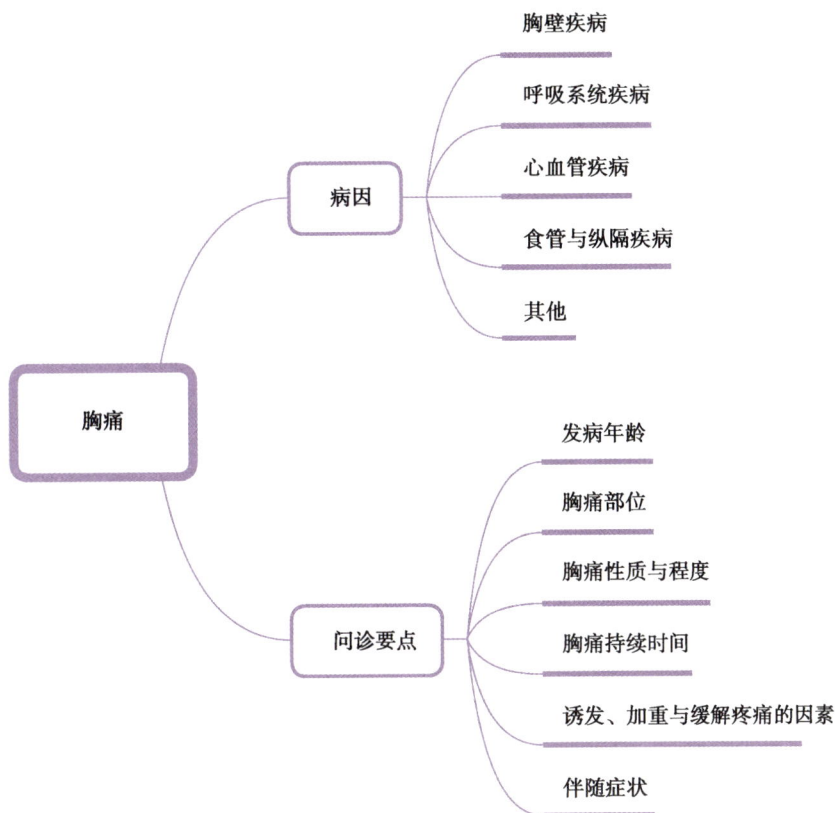

思维导图：
2.4 胸痛

考点达标练习

单选题

1.下列哪项不属于疼痛的性质？（   ）

  A. 刺痛   B. 刀割样痛   C. 烧灼痛

  D. 绞痛   E. 牵涉痛

2.下列引起胸痛的原因，其中不是胸壁疾病的是（   ）。

  A. 胸膜肿瘤   B. 肋间神经炎   C. 肋骨骨折

  D. 非化脓性肋软骨炎   E. 带状疱疹

3.出现持续压榨性或窒息性胸部闷痛，最可能的诊断是（   ）。

  A. 急性心肌梗死   B. 纵膈疾病   C. 心绞痛

  D. 急性胸膜炎   E. 食管炎

4.青年病人，第二肋软骨局部有压痛，胸片无异常，最可能的诊断是（   ）。

  A. 心绞痛   B. 气胸   C. 胸膜炎

D. 肺炎　　　　　　　　E. 肋软骨炎

5. 老年病人，胸骨后疼痛伴左肩部放射痛，最可能的诊断是（　　）。

A. 心绞痛　　　　　　　B. 气胸　　　　　　　　C. 胸膜炎

D. 肺炎　　　　　　　　E. 肋软骨炎

6. 典型心绞痛的性质呈（　　）。

A. 压榨样闷痛　　　　　B. 灼痛　　　　　　　　C. 酸痛

D. 刺痛　　　　　　　　E. 闷痛

7. 带状疱疹的胸痛性质多为（　　）。

A. 撕裂痛　　　　　　　B. 压榨痛　　　　　　　C. 刀割痛

D. 闷痛　　　　　　　　E. 绞痛

8. 心绞痛病人感左上臂内侧疼痛，此痛属于（　　）。

A. 想象性的疼痛　　　　B. 牵涉痛　　　　　　　C. 躯体性疼痛

D. 神经症　　　　　　　E. 内脏痛

9. 下列哪种疾病不是青少年胸痛的常见原因？（　　）

A. 胸膜炎　　　　　　　B. 急性心肌梗死　　　　C. 心肌病

D. 风湿性心脏病　　　　E. 自发性气胸

执助技能训练

【简要病史】病人，女，60岁，发热、胸痛1周，门诊就诊。

【答题要求】请围绕以上简要病史，将询问的内容写在下方答题纸上。

执助技能考试评分
标准：2.4 胸痛的
问诊

_____

_____

_____

_____

_____

_____

_____

_____

_____

（李莲）

任务 2.5　腹痛

课件: 2.5 腹痛

📖 学习目标

1. 知识目标: 理解腹痛的定义, 熟悉腹痛的病因, 记住腹痛的问诊要点。

2. 能力目标: 能独立面对腹痛病人进行问诊, 逐步提高语言沟通技巧和问诊能力, 能对腹痛的特点和病因进行探究分析, 训练临床思维能力。

3. 素质目标: 不畏困难, 大胆尝试, 勤于实践, 反复练习。态度友善、语言通俗易懂、关心尊重病人。积极弘扬"敬佑生命、救死扶伤、甘于奉献、大爱无疆"的职业精神。

视频: 2.5 腹痛
的分类与病因

腹痛 (abdominal pain) 是临床常见的症状, 多数由腹部脏器疾病引起, 也可由腹腔外疾病及全身性疾病引起。腹痛的性质和程度, 既受病变性质和病变严重程度影响, 也受神经和心理因素影响。临床上, 一般将腹痛按起病缓急、病程长短分为急性腹痛和慢性腹痛。

一、病因

(一) 急性腹痛

1. 腹腔器官急性炎症　急性胃炎、急性肠炎、急性胰腺炎、急性出血坏死性肠炎、急性胆囊炎、急性阑尾炎等。

2. 空腔脏器阻塞或扩张　肠梗阻、肠套叠、胆道结石、胆道蛔虫症、泌尿系统结石等。

3. 脏器扭转或破裂　肠扭转、绞窄性肠梗阻、胃肠穿孔、肠系膜或大网膜扭转、卵巢囊肿蒂扭转等。

4. 腹膜炎症　多由胃肠穿孔引起, 少部分为自发性腹膜炎。

5. 腹腔内血管阻塞　缺血性肠病、腹主动脉瘤及门静脉血栓形成等。

6. 腹壁疾病　腹壁挫伤、脓肿及腹壁皮肤带状疱疹。

7. 胸腔疾病所致的腹部牵涉痛　大叶性肺炎、肺梗死、心绞痛、心肌梗死、急性心包炎、胸膜炎、食管裂孔疝、胸椎结核。

8. 全身性疾病所致的腹痛　腹型过敏性紫癜、糖尿病酮症酸中毒、尿毒症、铅中毒、血卟啉病等。

（二）慢性腹痛

1.腹腔脏器慢性炎症　慢性胃炎、十二指肠炎、慢性胆囊炎及胆道感染、慢性胰腺炎、结核性腹膜炎、溃疡性结肠炎、Crohn病等。

2.消化道运动障碍　功能性消化不良、肠易激综合征及胆道运动功能障碍等。

3.胃、十二指肠溃疡。

4.腹腔脏器扭转或梗阻　慢性胃扭转、肠扭转、十二指肠壅滞症、慢性肠梗阻。

5.脏器包膜的牵张　实质性器官因病变肿胀，导致包膜张力增加而发生的腹痛，如肝淤血、肝炎、肝脓肿、肝癌等。

6.中毒与代谢障碍　铅中毒、尿毒症等。

7.肿瘤压迫及浸润　以恶性肿瘤居多，与肿瘤不断生长、压迫和侵犯感觉神经有关。

二、发生机制

腹痛的发生机制可分为三种，即内脏性腹痛、躯体性腹痛和牵涉痛。

1.内脏性腹痛　是腹内某一器官的痛觉信号由交感神经传入脊髓引起的。其疼痛特点为：①疼痛部位不确切，接近腹中线；②疼痛感觉模糊，多为痉挛、不适、钝痛、灼痛；③常伴恶心、呕吐、出汗等其他自主神经兴奋症状。

2.躯体性腹痛　是由来自腹膜壁层及腹壁的痛觉信号，经体神经传至脊神经根，反映到相应脊髓节段所支配的皮肤引起的。其疼痛特点为：①定位准确，可在腹部一侧；②程度剧烈而持续；③可有局部腹肌强直；④腹痛可因咳嗽、体位变化而加重。

3.牵涉痛　指内脏性疼痛牵涉身体体表部位，即内脏痛觉信号传至相应脊髓节段，引起该节段支配的体表部位疼痛。其疼痛的特点为：①定位明确；②疼痛剧烈；③有压痛、肌紧张及感觉过敏等。对牵涉痛的理解有助于判断疾病的部位和性质。

临床上不少疾病的腹痛涉及多种机制，如急性阑尾炎早期疼痛在脐周或上腹部，常伴有恶心、呕吐，为内脏性疼痛。随着疾病的进展，持续而强烈的炎症刺激影响相应脊髓节段的躯体传入纤维，出现牵涉痛，疼痛转移至右下腹麦氏（McBurney）点。当炎症进一步发展波及腹膜壁层时，则出现躯体性疼痛，程度剧烈，伴压痛、肌紧张及反跳痛。

三、问诊要点

（一）年龄、性别、职业

小儿腹痛应考虑肠道蛔虫症、肠套叠、嵌顿疝、先天畸形等可能；青壮年以消化性溃疡、胰腺炎、阑尾炎等多见；中老年则以胆石症、胰腺炎、恶性肿瘤等多见；育龄妇女应考虑盆腔器官病变，如卵巢囊肿扭转、异位妊娠等；有长期铅接触史的应考虑铅中毒。

视频：2.5腹痛的问诊要点

（二）腹痛的部位

一般腹痛部位多为病变所在部位。如胃、十二指肠和胰腺疾病，疼痛多在中上腹部；胆囊炎、胆石症、肝脓肿等疼痛多在右上腹部；急性阑尾炎疼痛在右下腹麦氏点；小肠疾病疼痛多在脐部或脐周；结肠疾病疼痛多在下腹或左下腹部。弥漫性或部位不定的疼痛常见于急性弥漫性腹膜炎、机械性肠梗阻、急性出血坏死性肠炎、腹型过敏性紫癜等。

（三）腹痛的性质和程度

突发的中上腹剧烈刀割样痛或烧灼样痛，多为胃、十二指肠溃疡穿孔；中上腹持续性隐痛多为慢性胃炎或胃、十二指肠溃疡；上腹部持续性钝痛或刀割样疼痛呈阵发性加剧多为急性胰腺炎；持续性、广泛性剧烈腹痛伴腹肌紧张或板样强直，提示急性弥漫性腹膜炎。其中，隐痛或钝痛多为内脏性疼痛，多由胃肠张力变化或轻度炎症引起，胀痛可能为实质脏器包膜牵张所致。胆石症或泌尿系统结石常为阵发性绞痛，疼痛剧烈，致使病人辗转不安；阵发性剑突下钻顶样疼痛是胆道蛔虫症的典型表现；绞痛多为空腔脏器痉挛、扩张或梗阻引起。临床常见的绞痛有肠绞痛、胆绞痛、肾绞痛，三者鉴别要点请扫右侧二维码学习。

三种绞痛的鉴别表

（四）诱发、加重与缓解疼痛的因素

餐后疼痛可能由胆胰疾病、胃部肿瘤或消化不良所致。胆囊炎或胆石症发作前常有进食油腻食物史。急性胰腺炎发作前常有酗酒和（或）暴饮暴食史。周期性、节律性上腹痛常见于胃、十二指肠溃疡，进食可诱发或加重胃溃疡，十二指肠溃疡则在进食后减轻。结肠病变引起的腹痛常于排便后减轻。部分机械性肠梗阻多与腹部手术有关，腹部受暴力作用引起的剧痛并有休克者，可能是肝、脾破裂所致。子宫内膜异位者腹痛与月经来潮有关；卵泡破裂者腹痛发生在月经间期。

某些体位可使腹痛加剧或减轻。如胃黏膜脱垂病人左侧卧位疼痛可减轻；胃下垂病人长时间站立可诱发或加重腹痛；十二指肠壅滞症病人膝胸位或俯卧位可使腹痛及呕吐等症状缓解；胰腺癌病人仰卧位时疼痛明显，前倾位或俯卧位时减轻；反流性食管炎病人烧灼痛在躯体前屈时明显，直立位时减轻。

（五）既往病史

如有消化性溃疡病史要考虑溃疡复发或穿孔；育龄妇女若有停经史应考虑宫外孕可能；有酗酒史要考虑急性胰腺炎和急性胃炎；有心血管意外史要考虑血管栓塞。

（六）伴随症状

1.伴发热、寒战　提示有炎症存在，常见于腹腔内脏器炎症或腹腔外感染性疾病。

2.伴呕吐、反酸　提示食管、胃肠病变，呕吐量大，提示胃肠道梗阻；伴反酸、嗳气则提示胃、十二指肠溃疡或胃炎。

3.伴腹泻　提示消化吸收障碍或肠道炎症、溃疡或肿瘤。

4.伴黄疸　可能与肝、胆、胰疾病有关，急性溶血性贫血也可出现腹痛与黄疸。

5.伴血尿　可能为泌尿系疾病，如泌尿系结石等。

6.伴休克　同时有贫血可能是腹腔脏器破裂；无贫血者则见于胃肠穿孔、绞窄性肠梗阻、肠扭转、急性出血坏死性胰腺炎等。腹腔外疾病，如心肌梗死、大叶性肺炎也可有腹痛与休克，应特别警惕。

思维导图

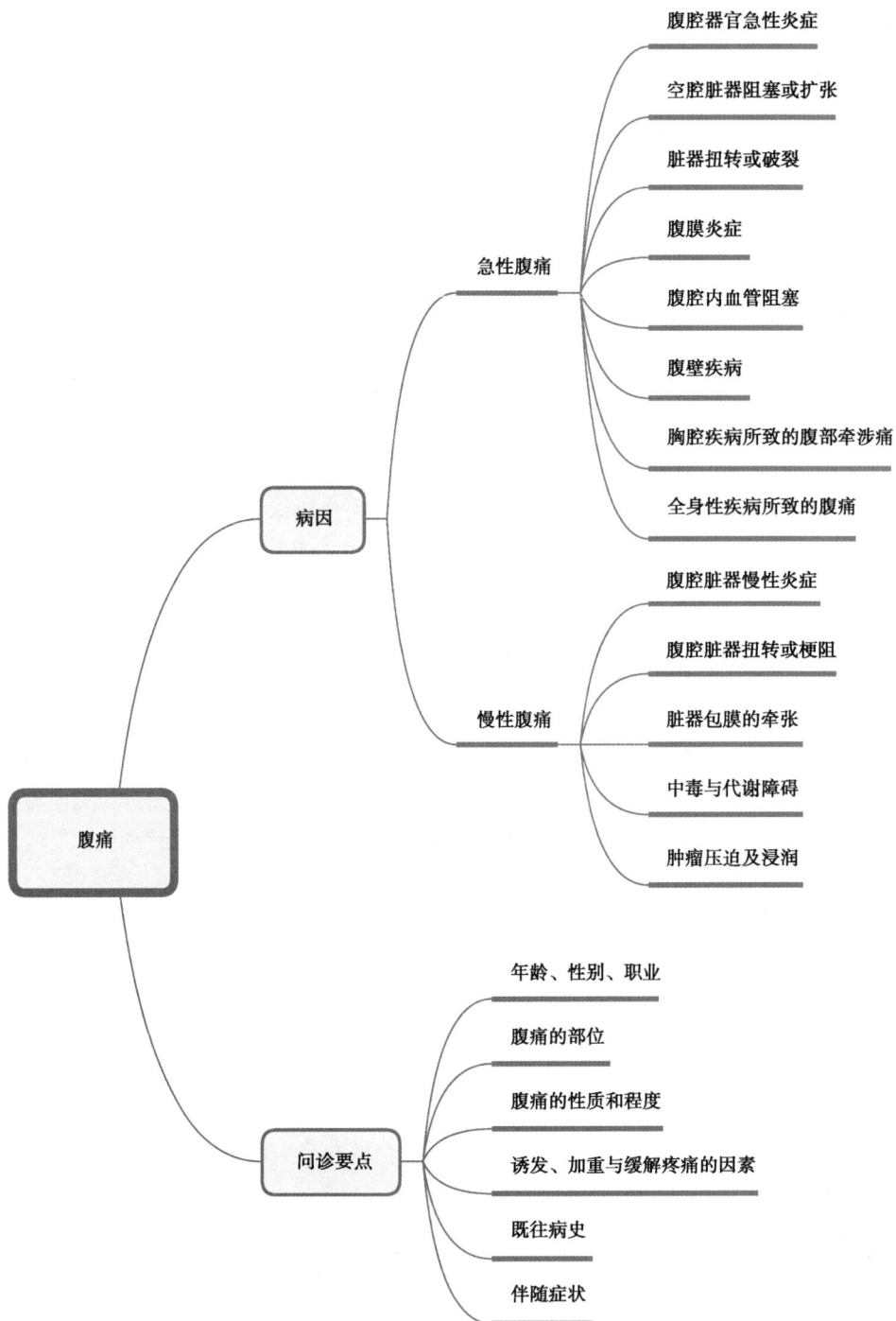

腹痛

- 病因
  - 急性腹痛
    - 腹腔器官急性炎症
    - 空腔脏器阻塞或扩张
    - 脏器扭转或破裂
    - 腹膜炎症
    - 腹腔内血管阻塞
    - 腹壁疾病
    - 胸腔疾病所致的腹部牵涉痛
    - 全身性疾病所致的腹痛
  - 慢性腹痛
    - 腹腔脏器慢性炎症
    - 腹腔脏器扭转或梗阻
    - 脏器包膜的牵张
    - 中毒与代谢障碍
    - 肿瘤压迫及浸润
- 问诊要点
  - 年龄、性别、职业
  - 腹痛的部位
  - 腹痛的性质和程度
  - 诱发、加重与缓解疼痛的因素
  - 既往病史
  - 伴随症状

❓ 考点达标练习

单选题

1.急性阑尾炎的腹痛特点是（　　　）。

　　A.上腹痛　　　　　　　　B.下腹痛　　　　　　　C.左下腹痛

　　D.右下腹痛　　　　　　　E.转移性右下腹痛

2.消化性溃疡的疼痛特点是（　　　）。

　　A.上腹痛　　　　　　　　B.剑下痛　　　　　　　C.脐周痛

　　D.上腹部节律性、周期性痛　　　　　　　　　E.下腹痛

3.腹痛伴里急后重可见于（　　　）。

　　A.肠结核　　　　　　　　B.急性细菌性痢疾　　　C.伤寒

　　D.副伤寒　　　　　　　　E.结肠癌

4.右上腹痛并肝脏进行性肿大可见于（　　　）。

　　A.肝硬化　　　　　　　　B.慢性肝炎　　　　　　C.脂肪肝

　　D.肝癌　　　　　　　　　E.血吸虫肝

5.左中上腹进行性疼痛伴黄疸可见于（　　　）。

　　A.胃溃疡　　　　　　　　B.慢性胃炎　　　　　　C.胆囊炎

　　D.十二指肠溃疡　　　　　E.胰腺癌

6.下列疾病引起的腹痛，不属于慢性腹痛的是（　　　）。

　　A.慢性胰腺炎　　　　　　B.Crohn 病　　　　　　C.输尿管结石阻塞

　　D.肝脓肿　　　　　　　　E.铅中毒

💬 执助技能训练

【简要病史】病人，女，48岁，上腹部剧痛2小时，急诊就诊。

【答题要求】请围绕以上简要病史，将询问的内容写在下方答题纸上。

执助技能考试评分标准：2.5 腹痛的问诊

（胡亮亮）

任务2.6 咯血

课件：2.6咯血

视频：2.6咯血的定义与病因

咯血（hemptysis）是指喉及喉部以下的呼吸道和肺组织出血，血液经口咯出。

一、病因和发病机制

（一）呼吸系统疾病

1.支气管疾病 常见的有支气管扩张症、支气管肺癌、支气管内膜结核和慢性支气管炎等。较少见的有支气管结石、支气管腺瘤、支气管黏膜非特异性溃疡等。其发生机制是炎症、肿瘤等损伤支气管黏膜或病灶处的毛细血管，使其通透性增加或由黏膜下血管破裂所致。

2.肺部疾病 常见的有肺结核、肺脓肿、肺炎等，较少见的有肺淤血、肺栓塞、肺泡炎、肺真菌病、肺寄生虫病、肺出血-肾炎综合征和肺含铁血黄素沉着症等。在我国，肺结核仍为咯血最常见的病因之一。其发生机制为：病变使毛细血管通透性增高，血液渗出，可为痰中带血丝或小血块；病变累及小血管使管壁破裂，则表现为中等量咯血；空洞壁小动脉瘤破裂，或继发性支气管扩张形成的动静脉瘘破裂，则可引起危及生命的大量咯血。

（二）心血管疾病

较常见的是二尖瓣狭窄，此外，某些先天性心脏病引起肺动脉高压时，亦可引起咯血。出血机制为肺淤血致肺泡壁或支气管内膜毛细血管破裂，可致小量咯血或血丝痰；若支气管黏膜下层支气管静脉曲张破裂，常为大咯血；当出现急性肺水肿时，咯浆液性粉红色泡沫样血痰。

（三）全身性疾病

1.血液病　如白血病、原发免疫性血小板减少症（ITP）、再生障碍性贫血等。

2.急性传染病　如流行性出血热、肺出血型钩端螺旋体病等。

3.风湿性疾病　如系统性红斑狼疮（SLE）、结节性多动脉炎、Wegener肉芽肿等。

4.其他　如气管或支气管子宫内膜异位症等，均可引起咯血。

二、问诊要点

（一）与呕血和鼻咽部出血鉴别

由于经口腔排出的血液还可来自鼻、口腔、咽部或上消化道，因此，咯血须与鼻咽部、口腔出血或上消化道出血相鉴别。鉴别时，应先检查口腔与鼻、咽局部有无出血，鼻出血血液多自前鼻孔流出，但鼻腔后部出血，尤其是出血量较多时极易与咯血混淆，此时因血液经后鼻孔沿软腭与咽后壁下流，使病人有咽部异物感，用鼻咽镜检查即可确诊。关键是与上消化道出血所致的呕血鉴别。咯血与呕血可根据病史、体征及其他检查方法进行鉴别（表2.1）

视频：2.6咯血的问诊要点

表2.1　咯血与呕血的鉴别

鉴别点	咯血	呕血
病因	肺结核、支扩、肺癌、肺脓肿、肺炎、心脏病等	消化性溃疡、肝硬化、急性胃黏膜病变、胃癌等
出血前的症状	喉部发痒、胸闷、咳嗽等	上腹部不适、恶心、呕吐等
出血方式	咯出	呕出，可呈喷射状
血液颜色	鲜红色	暗红或棕褐色
血中混有物	痰、泡沫	食物残渣、胃液
pH	碱性	酸性
黑便	无，如咽下血液量多时可有	有，呕血停止后仍持续数日
出血后痰的性状	痰中带血	无痰中带血

（二）询问发病年龄

青壮年咯血常见于肺结核、支气管扩张、二尖瓣狭窄等。40岁以上，有长期吸烟史（每天纸烟20支，烟龄20年）者，应高度注意支气管肺癌的可能性。儿童慢性咳嗽伴少量咯血与低色素贫血，须注意特发性含铁血黄素沉着症的可能。

（三）询问咯血量

咯血量的标准尚无明确的界定，一般认为，每日咯血量在 100 mL 以内为小量，100~500 mL 为中等量，500 mL 以上或一次咯血 300 mL 为大量。大量咯血主要见于空洞性肺结核、支气管扩张和慢性肺脓肿。支气管肺癌少有大咯血，主要表现为痰中带血，呈持续或间断性。慢性支气管炎和支原体肺炎也可出现痰中带血或血痰，但常伴有剧烈咳嗽。

（四）询问血液的颜色和性状

由肺结核、支气管扩张、肺脓肿和出血性疾病所致咯血，其颜色为鲜红色；铁锈色血痰可见于典型的肺炎球菌肺炎，也可见于肺吸虫病和肺泡出血；砖红色胶冻样痰见于典型的肺炎克雷伯杆菌肺炎。二尖瓣狭窄所致咯血多为暗红色；左心衰竭所致咯血为浆液性粉红色泡沫痰；肺栓塞所致咯血为黏稠暗红色血痰。

（五）询问个人史

注意有无结核病接触史、吸烟史、职业性粉尘接触史、生食海鲜史及月经史等。如肺寄生虫病所致咯血、子宫内膜异位症所致咯血均须结合上述病史作出诊断。

（六）询问伴随症状

1.伴发热　多见于肺结核，肺炎、肺脓肿、流行性出血热、肺出血型钩端螺旋体病、支气管肺癌等。

2.伴胸痛　多见于肺炎球菌肺炎、肺结核、肺栓塞（梗死）、支气管肺癌等。

3.伴呛咳　多见于支气管肺癌、支原体肺炎等。

4.伴脓痰　多见于支气管扩张、肺脓肿、空洞性肺结核继发细菌感染等。其中，干性支气管扩张则仅表现为反复咯血而无脓痰。

5.伴黄疸　须注意钩端螺旋体病、肺炎球菌肺炎、肺栓塞等。

6.伴皮肤黏膜出血　可见于血液病、风湿病及肺出血型钩端螺旋体病和流行性出血热等。

7.伴杵状指　多见于支气管扩张、肺脓肿、支气管肺癌等。

📝 思维导图

定义　——　喉及喉部以下的呼吸道和肺组织出血，经口咯出

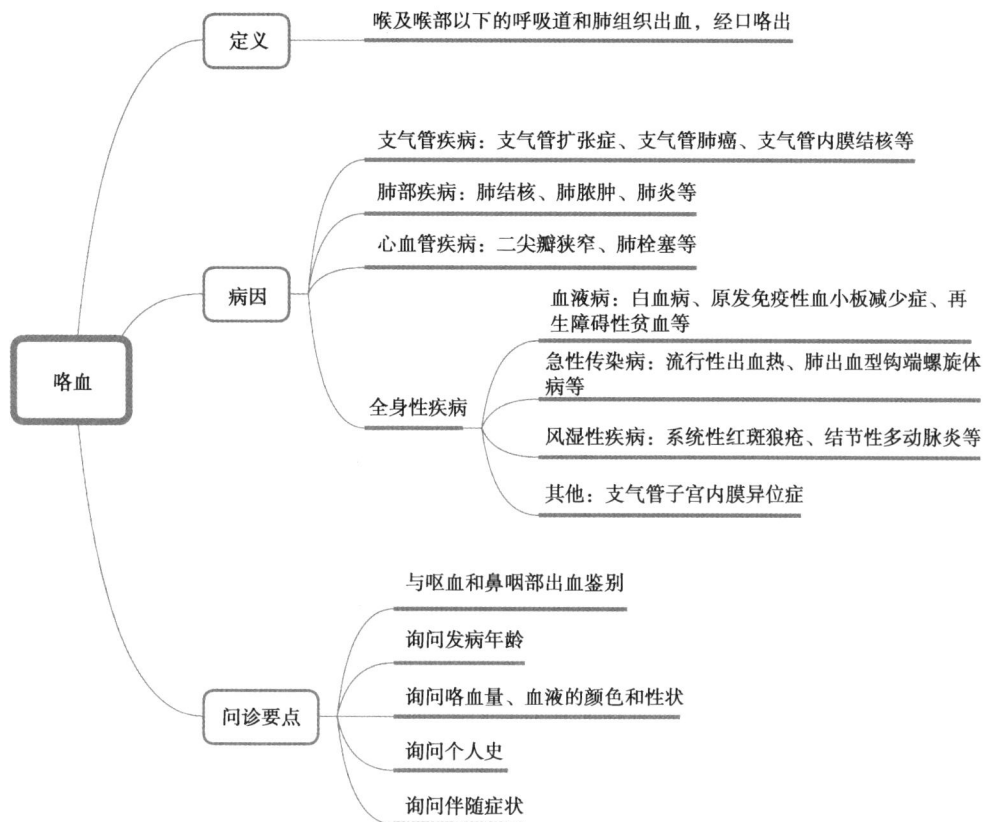

思维导图：
2.6 咯血

病因

支气管疾病：支气管扩张症、支气管肺癌、支气管内膜结核等

肺部疾病：肺结核、肺脓肿、肺炎等

心血管疾病：二尖瓣狭窄、肺栓塞等

全身性疾病

　血液病：白血病、原发免疫性血小板减少症、再生障碍性贫血等

　急性传染病：流行性出血热、肺出血型钩端螺旋体病等

　风湿性疾病：系统性红斑狼疮、结节性多动脉炎等

　其他：支气管子宫内膜异位症

咯血

问诊要点

与呕血和鼻咽部出血鉴别

询问发病年龄

询问咯血量、血液的颜色和性状

询问个人史

询问伴随症状

？ 考点达标练习

单选题

1.咯血病因中，下列哪类疾病最为常见？（　　　）

A.中枢神经系统疾病　　　　　　　　B.呼吸系统疾病

C.胸外疾病　　　　　　　　　　　　D.心血管疾病

E.消化系统疾病

2.关于咯血，下列错误的是（　　　）。

A.咳嗽是一种保护性反射动作　　　　B.咳嗽中枢在延髓

C.咳痰是一种病态现象　　　　　　　D.心血管疾病不会出现咳嗽

E.长期频繁的咳嗽会影响工作与休息，则属病理现象

3.白色念珠菌感染的痰是（　　　）。

A.恶臭脓痰　　　　　　　　　　　　B.黄绿色或翠绿色痰者

C.痰液黏稠、牵拉成丝样　　　　　　D.大量浆液泡沫样痰

E. 大量稀薄浆液痰中含粉皮样物者

4. 厌氧菌感染的痰是（　　　）。

A. 恶臭脓痰

B. 黄绿色或翠绿色痰者

C. 痰液黏稠、牵拉成丝样

D. 大量浆液泡沫样痰

E. 大量稀薄浆液痰中含粉皮样物者

5. 铜绿假单胞菌感染的痰是（　　　）。

A. 恶臭脓痰

B. 黄绿色或翠绿色痰者

C. 痰液黏稠、牵拉成丝样

D. 大量浆液泡沫样痰

E. 大量稀薄浆液痰中含粉皮样物者

6. 包虫病的痰是（　　　）。

A. 恶臭脓痰

B. 黄绿色或翠绿色痰者

C. 痰液黏稠、牵拉成丝样

D. 大量浆液泡沫样痰

E. 大量稀薄浆液痰中含粉皮样物者

7. 下列符合声带麻痹病人的是（　　　）。

A. 咳嗽声音低微或无声

B. 咳嗽声音嘶哑

C. 金属音调咳嗽

D. 咳大量粉红色泡沫痰

E. 阵发性剧咳伴有高调吸气

8. 下列符合肺尖肿瘤的是（　　　）。

A. 咳嗽声音低微或无声

B. 咳嗽声音嘶哑

C. 金属音调咳嗽

D. 咳大量粉红色泡沫痰

E. 阵发性剧咳伴有高调吸气

9. 百日咳的咳嗽特点是（　　　）。

A. 咳嗽声音低微或无声

B. 咳嗽声音嘶哑

C. 金属音调咳嗽

D. 咳大量粉红色泡沫痰

E. 阵发性剧咳伴有高调吸气

10. 下列符合急性肺水肿的是（　　　）。

A. 咳嗽声音低微或无声

B. 咳嗽声音嘶哑

C. 金属音调咳嗽

D. 咳大量粉红色泡沫痰

E. 阵发性剧咳伴有高调吸气

执助技能训练

【简要病史】病人，男，58岁，间断咯血1个月，门诊就诊。

【答题要求】请围绕以上简要病史，将询问的内容写在下方答题纸上。

执助技能考试评分
标准：2.6 咯血的
问诊

（岳新荣）

任务 2.7　呼吸困难

学习目标

1.知识目标：理解呼吸困难的定义，熟悉呼吸困难的病因，记住呼吸困难的问诊要点。

2.能力目标：能独立面对呼吸困难病人进行问诊，逐步提高语言沟通技巧和问诊能力，能对呼吸困难的特点进行探究分析，训练临床思维能力。

3.素质目标：勤于实践，反复练习。态度友善、语言通俗易懂、关心尊重病人，具有人文关怀精神。弘扬"敬佑生命、救死扶伤、甘于奉献、大爱无疆"的职业精神。

呼吸困难（dyspnea）是指病人主观上感觉空气不足，客观上表现为呼吸费力，严重者出现张口呼吸、鼻翼扇动、端坐呼吸、发绀、辅助呼吸肌参与呼吸运动，可出现呼吸深度、频率和节律的改变。

一、病因

引起呼吸困难的原因较多，主要是呼吸系统和循环系统疾病。

（一）呼吸系统疾病

1.气道阻塞　如慢性阻塞性肺疾病、支气管哮喘以及喉、气管、支气管的炎症、水肿、肿瘤或异物等。

2.肺部病变　如肺结核、肺炎、肺瘀血、肺不张、肺栓塞、弥漫性肺间质纤维化等。

3.胸廓、胸膜疾病　如气胸、胸腔大量积液、严重胸廓畸形、肋骨骨折、胸膜广泛粘连等。

4.膈肌运动障碍　如膈肌麻痹、胃扩张、腹腔大量积液、高度鼓肠、腹腔巨大肿瘤和妊娠末期等。

5.神经肌肉疾病　如重症肌无力、脊髓灰质炎、急性多发性神经根神经炎等。

（二）循环系统疾病

常见于各种原因导致的左心衰竭或右心衰竭，以及肺栓塞、心脏压塞等。

（三）血液病

常见于重度贫血、异常血红蛋白血症（高铁血红蛋白血症、硫化血红蛋白血症）等。

（四）神经精神因素

常见于各种原因导致的呼吸中枢功能障碍和精神因素导致的呼吸困难，前者常见于脑出血、脑肿瘤、脑炎等，后者常见于癔症、焦虑症等。

（五）中毒

常见于急性一氧化碳中毒、有机磷杀虫药中毒、吗啡类药物中毒、糖尿病酮症酸中毒等。

二、发生机制与临床表现

根据发生机制与临床表现，呼吸困难可分为以下五种类型。

（一）肺源性呼吸困难

肺源性呼吸困难是呼吸系统疾病引起的通气、换气功能障碍导致缺氧和（或）二氧化碳潴留。临床上常分为以下三种类型。

1.吸气性呼吸困难　即为吸气费力，严重时出现"三凹征"，表现为锁骨上窝、胸骨上窝和肋间隙在吸气时出现凹陷，可伴有高调吸气性喉鸣或干咳。"三凹征"出现的原因是由呼吸肌极度用力、胸腔负压增加所致。常见于喉部、气管、大支气管的狭窄或阻塞。

2.呼气性呼吸困难　即为呼气费力，表现为呼气缓慢、时间延长，常伴有呼气期哮鸣音。主要是由肺泡弹性减弱和（或）小支气管的痉挛或炎症所致。常见于支气管哮喘、慢性阻塞性肺疾病、慢性喘息型支气管炎等。

3.混合性呼吸困难　即吸气期和呼气期两相均感费力，表现为呼吸频率增快、深度变浅，可伴有病理性呼吸音或异常呼吸音。这是因肺或胸膜腔病变导致有效呼吸面积减少、换气功能障碍所致的。可见于重症肺炎、大量胸腔积液、气胸、大面积肺栓塞、重症肺结核、广泛性胸膜增厚、弥漫性肺间质疾病等。

（二）心源性呼吸困难

心源性呼吸困难主要是由左心和（或）右心衰竭引起的，尤其是左心衰竭时呼吸困难更为严重。

1.左心衰竭　其发生机制为左心衰导致肺淤血，使气体弥散功能降低，肺泡张力增高，肺泡弹性降低使肺活量减少，肺泡与毛细血管的气体交换发生障碍。呼吸困难的特点如下：

（1）常有高血压性心脏病、冠状动脉粥样硬化性心脏病、风湿性心瓣膜病等基础疾病。

（2）呈混合性呼吸困难，疾病早期出现劳力性呼吸困难，即活动时呼吸困难出现

视频：2.7 呼吸困难的临床表现

或加重，休息时减轻或消失。且呼吸困难卧位明显，坐位或立位时减轻，故而当病人病情较重时，往往被迫采取半坐位或端坐体位呼吸。

（3）急性左心衰竭时，常可出现夜间阵发性呼吸困难，表现为夜间睡眠中突感胸闷气急，被迫坐起，惊恐不安，轻者数分钟至数十分钟后症状逐渐消失，重者可见端坐呼吸、大汗、面色发绀、有哮鸣音，咳粉红色泡沫样痰，两肺底部有较多湿啰音，心率增快，有奔马律。此种呼吸困难，又称心源性哮喘。其发生机制为：睡眠时迷走神经兴奋，冠脉收缩，心肌供血减少；平卧位可使膈肌上抬，肺活量减少，且回心血量增加，加重肺淤血，故病人不能平卧，被迫采取半坐位或端坐位呼吸。

2.右心衰竭　右心衰导致呼吸困难，其程度较左心衰引起的轻，主要是由体循环淤血导致的。其发生机制主要有以下几个方面：①右心房和上腔静脉压升高，刺激压力感受器反射性地兴奋呼吸中枢；②血氧含量减少，酸性代谢产物增加，刺激呼吸中枢；③淤血性肝肿大、腹腔积液和胸腔积液，使呼吸运动受限，肺气体交换面积减少。临床上主要见于慢性肺源性心脏病、某些先天性心脏病或由左心衰发展而来。也可见于各种原因导致的急、慢性心包积液。

（三）血源性呼吸困难

临床常见于重度贫血、高铁血红蛋白血症、硫化血红蛋白血症，其原因是红细胞携氧量减少，血氧含量降低所致。表现为呼吸表浅、心率快。大出血或休克时，因缺氧和血压下降，刺激呼吸中枢，使呼吸加快出现呼吸困难。

（四）神经精神性呼吸困难

1.神经性呼吸困难　颅内压增高、供血减少刺激呼吸中枢，使呼吸深而慢，并伴有呼吸节律的改变。

2.精神性呼吸困难　临床上常见于焦虑症、癔症病人，病人可突然发生呼吸困难，表现为呼吸快而浅，常伴有叹息样呼吸或出现手足搐搦。其发生机制多为过度通气而发生呼吸性碱中毒所致，严重时也可出现意识障碍。

（五）中毒性呼吸困难

1.化学毒物中毒　化学毒物中毒后，会导致机体缺氧引起呼吸困难，常见于一氧化碳中毒、亚硝酸盐和苯胺类中毒、氰化物中毒。一氧化碳中毒时，一氧化碳与血红蛋白结合形成碳氧血红蛋白，失去携带氧的能力导致缺氧而产生呼吸困难；亚硝酸盐和苯胺类中毒时，使血红蛋白变为高铁血红蛋白而失去携带氧的能力；氰化物中毒时，氰离子抑制细胞色素氧化酶的活性导致组织缺氧。

2.药物中毒　有机磷杀虫药中毒和某些中枢抑制药物如吗啡类、巴比妥类等，抑制呼吸中枢导致呼吸困难。主要表现为呼吸浅、慢，常伴有呼吸节律异常的改变，如潮式呼吸（Cheyne-Stokes 呼吸）或间停呼吸（Biot呼吸）。

3.代谢性酸中毒　常见于尿毒症、糖尿病酮症酸中毒，表现为深长而规则的呼吸，可伴有鼾音，称为酸中毒深大呼吸（Kussmaul 呼吸）。这是因血中酸性代谢产物增多，刺激颈动脉窦、主动脉体化学感受器或直接刺激呼吸中枢所致。

三、问诊要点

（一）相关病史及诱因

首先要了解病人是否有引起呼吸困难的基础病因和直接诱因，如有无心肺疾病、肾病、代谢性疾病病史，有无药物、毒物摄入史，有无头痛、意识障碍、颅脑外伤史，有无焦虑症、癔症病史，有无烟酒嗜好等。根据相关疾病史的不同，我们考虑的病因也可能不同，例如，呼吸困难的病人，如有心脏病史，常常考虑心源性呼吸困难；如既往有慢性肺部疾病史，则考虑肺源性呼吸困难。

视频：2.7 呼吸困难的问诊要点

（二）呼吸困难发生的急缓及持续时间

询问呼吸困难发作的急缓、程度、性质（是吸气性的、呼气性的还是混合性的）、发作频率等。如数分钟或数小时内发生的呼吸困难常由支气管哮喘、肺水肿、气胸等引起，数天或数周发生的呼吸困难常与心功能不全、胸腔积液等有关。慢性呼吸困难常见于慢性阻塞性肺疾病、肺纤维化及肺动脉高压等。

（三）呼吸困难与活动、体位的关系

如左心衰竭引起的呼吸困难常于活动后加重，休息时减轻，平卧位时明显，端坐位时减轻。

（四）伴随症状

1.伴发热　多见于肺炎、肺脓肿、肺结核、胸膜炎、急性心包炎等。

2.伴一侧胸痛　见于大叶性肺炎、急性渗出性胸膜炎、肺栓塞、自发性气胸、急性心肌梗死、支气管肺癌等。

3.伴咳嗽、咳痰　见于慢性阻塞性肺部疾病、支气管扩张、肺脓肿等；伴粉红色泡沫痰，见于急性左心衰竭。

4.伴意识障碍　见于脑出血、脑膜炎、肺性脑病、急性中毒、休克型肺炎、糖尿病酮症酸中毒、尿毒症等。

📝 **思维导图**

思维导图：
2.7 呼吸困难

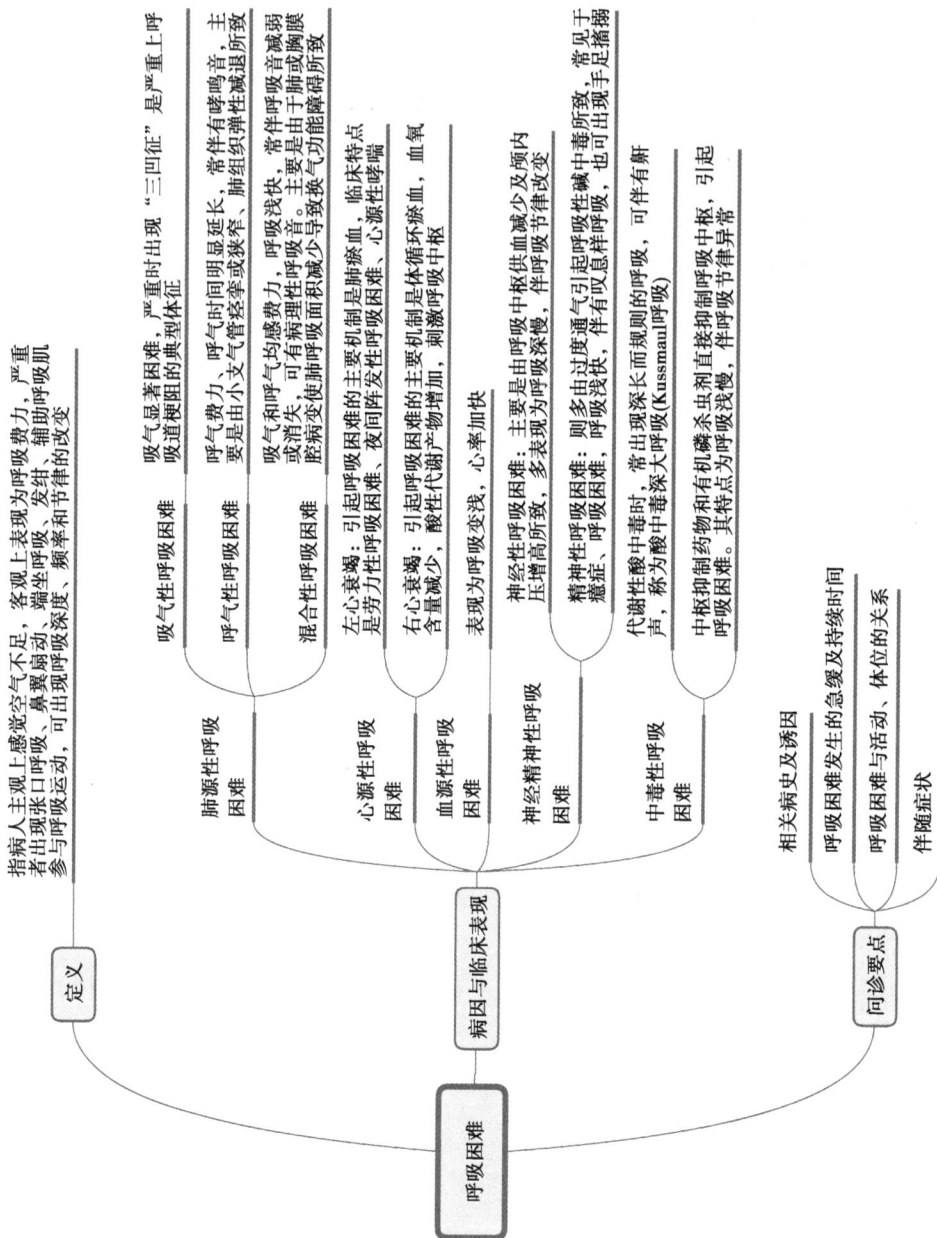

呼吸困难

定义

指病人主观上感觉空气不足，客观上表现为呼吸费力，严重者出现张口呼吸、鼻翼翕动、发绀、端坐呼吸，辅助呼吸肌参与呼吸运动，可出现呼吸深度、频率和节律的改变

病因与临床表现

肺源性呼吸困难

- 吸气性呼吸困难：吸气显著困难，严重时出现"三凹征"，是严重上呼吸道梗阻的典型体征
- 呼气性呼吸困难：呼气费力，呼气时间明显延长，常伴有哮鸣音，主要是由小支气管痉挛或狭窄、肺组织弹性减退所致
- 混合性呼吸困难：吸气和呼气均感费力，呼吸浅快，常伴呼吸音减弱或消失，可有病理性呼吸音。主要是由于肺或胸膜腔病变使肺呼吸面积减少导致换气功能障碍所致

心源性呼吸困难

- 左心衰竭：引起呼吸困难的主要机制是肺瘀血，是劳力性呼吸困难，夜间阵发性呼吸困难，心源性哮喘
- 右心衰竭：引起呼吸困难的主要机制是体循环瘀血，血氧含量减少，酸性代谢产物增加，刺激呼吸中枢

血源性呼吸困难

- 表现为呼吸变浅，心率加快

神经精神性呼吸困难

- 神经性呼吸困难：主要是由呼吸中枢供血减少及颅内压增高所致，多表现为呼吸深慢，伴呼吸节律改变
- 精神性呼吸困难：则多由于过度通气引起呼吸性碱中毒所致，呼吸浅快，伴有叹息样呼吸，可伴有手足搐搦

中毒性呼吸困难

- 代谢性酸中毒时，常出现深长而规则的呼吸，称为酸中毒深大呼吸(Kussmaul呼吸)
- 中枢抑制药物和有机磷杀虫剂直接抑制呼吸中枢，引起呼吸困难。其特点为呼吸浅慢，伴呼吸节律异常

问诊要点

- 相关病史及诱因
- 呼吸困难发生的急缓及持续时间
- 呼吸困难与活动、体位的关系
- 伴随症状

？ 考点达标练习

单选题

1.气管肿瘤引起的呼吸困难，属于（ 　　 ）。

　　A.吸气性呼吸困难　　　　　　　　B.呼气性呼吸困难

　　C.混合性呼吸困难　　　　　　　　D.中枢性呼吸困难

　　E.神经精神性呼吸困难

2.病人，女，42岁，发作性呼吸困难10年，春游时再发，且伴有明显哮鸣音，最可能的疾病是（ 　　 ）。

　　A.肺梗死　　　　　　　　B.心源性哮喘　　　　　　C.气胸

　　D.支气管哮喘　　　　　　E.急性心包炎

3.病人，男，15岁，上体育课跑步时突发左侧胸痛，呼吸困难。查体：左肺呼吸音消失。最可能的疾病是（ 　　 ）。

　　A.急性心肌梗死　　　　　　B.渗出性胸膜炎　　　　C.自发性气胸

　　D.大叶性肺炎　　　　　　　E.支气管肺癌

4.夜间阵发性呼吸困难常见于（ 　　 ）。

　　A.气胸　　　　　　　　　B.一氧化碳中毒　　　　　C.胸腔大量积液

　　D.慢性阻塞性肺病　　　　E.急性左心衰

5.下列最可能出现呼气性呼吸困难的是（ 　　 ）。

　　A.重度贫血　　　　　　　B.支气管哮喘　　　　　　C.吗啡中毒

　　D.一氧化碳中毒　　　　　E.糖尿病酮症酸中毒

（6~10题共用选项）

　　A.肺源性呼吸困难　　　　　　　　B.心源性呼吸困难

　　C.血源性呼吸困难　　　　　　　　D.精神神经性呼吸困难

　　E.中毒性呼吸困难

6.肺炎属于（ 　　 ）。

7.一氧化碳中毒属于（ 　　 ）。

8.高血压心脏病属于（ 　　 ）。

9.癔症属于（ 　　 ）。

10.恶性贫血属于（ 　　 ）。

执助技能训练

【简要病史】病人，女，75岁，活动后呼吸困难1个月，门诊就诊。

【答题要求】请围绕以上简要病史，将询问的内容写在下方答题纸上。

（唐前）

任务 2.8　水肿

课件：2.8 水肿

学习目标

1.知识目标：理解水肿的定义，熟悉水肿的病因，掌握水肿的临床表现，记住水肿的问诊要点。

2.能力目标：能独立对水肿病人进行问诊，逐步提高语言沟通技巧和问诊能力，能对不同类型水肿的特点和病因进行探究分析，自觉训练临床思维能力。

3.素质目标：态度友善、语言通俗易懂。培养严谨求实、团结协作的职业精神。

水肿（edema）是指人体组织间隙有过多的液体积聚使组织肿胀。水肿可分为全身性和局部性两种。液体在体内呈弥漫性分布时称为全身性水肿；液体积聚在局部组织间隙时称为局部水肿；液体积聚在体腔内称为积液，如胸腔积液、腹腔积液、心包积液。一般而言，内脏器官局部水肿，如脑水肿、肺水肿等不属于水肿。

视频：2.8 水肿的定义与病因

一、发生机制

在正常人体中，一方面血管内的液体不断从毛细血管小动脉端滤出至组织间隙成为组织液，另一方面组织液又不断从毛细血管小静脉端回吸收入血管中，两者经常保持动态平衡，因而组织间隙无过多液体积聚。保持这种平衡的主要因素：①毛细血管内静水压；②血浆胶体渗透压；③组织间隙机械压力（组织压）；④组织液的胶体渗透压。当维持体液平衡的因素发生障碍，出现组织间液的生成大于回吸收时，则可产生水肿。

视频：2.8 水肿产生机制

产生水肿的主要因素：①钠水潴留，如继发性醛固酮增多症等；②毛细血管滤过压升高，如右心衰竭等；③毛细血管通透性增高，如急性肾炎等；④血浆胶体渗透压降低，如血清清蛋白减少；⑤淋巴回流受阻，如丝虫病等。

二、病因与临床表现

（一）全身性水肿

1.心源性水肿　由于各种心脏疾病出现右心功能障碍引发的水肿称为心源性水

肿。发生机制主要是有效循环血量减少，肾血流量减少，继发性醛固酮增多引起钠水潴留以及静脉淤血，毛细血管滤过压增高，组织液回吸收减少所致。前者决定水肿程度，后者决定水肿部位。水肿程度可由心力衰竭程度而有所不同，可自轻度的踝部水肿至严重的全身性水肿。

水肿特点：首先出现在身体下垂部位，故能下床行走者多先出现在足踝部，长期卧床者多先出现在腰骶部，严重者可发展为全身水肿。水肿呈对称性、凹陷性，活动后明显，休息后减轻或消失。此外，常有颈静脉怒张、肝肿大、静脉压升高，严重时还出现胸腔积液、腹水等右心衰竭的其他表现。

2.肾源性水肿　由肾脏疾病引起的水肿称为肾源性水肿，可见于各型肾炎和肾病。发生机制主要是由多种因素引起的肾排泄钠、水减少，导致钠、水潴留，细胞外液增多，毛细血管静水压升高，引起水肿。

水肿特点：首先出现在组织疏松部位，故疾病早期常表现为晨起时眼睑或颜面水肿，随病情加重可发展为全身水肿。常同时有血尿、蛋白尿、高血压、肾功能损害等肾脏疾病的表现。

3.肝源性水肿　由肝脏疾病引起的水肿称为肝源性水肿，常见于肝癌、肝硬化、重症肝炎等。门脉高压、低蛋白血症、肝淋巴液回流障碍、继发性醛固酮增多等因素是肝源性水肿形成的主要机制。

水肿特点：失代偿期肝硬化主要表现为腹水，也可首先出现踝部水肿，逐渐向上蔓延，而头面部及上肢常无水肿。常伴有黄疸、肝脾肿大、蜘蛛痣、腹壁静脉曲张等肝功能减退和门脉高压的其他表现。

4.营养不良性水肿　由蛋白质吸收障碍、合成障碍或消耗过多引起的水肿称为营养不良性水肿，常见于肝硬化、结核、慢性腹泻、严重烧伤等。

水肿特点：水肿常从足部开始，逐渐蔓延至全身。常伴有消瘦、体重减轻等表现。

四种全身性水肿的鉴别，见表2.2。

表 2.2　四种全身性水肿的鉴别

鉴别点	心源性水肿	肾源性水肿	肝源性水肿	营养不良性水肿
开始部位	身体下垂部位	眼睑或颜面	足部，腹水为突出表现	足部
水肿性质	可凹性水肿	可凹性水肿	可凹性水肿	可凹性水肿
发展速度	缓慢	迅速	缓慢	缓慢
伴随病征	心脏增大、颈静脉怒张等右心衰竭的表现	高血压、尿液异常、肾功能损害等	肝脾肿大、黄疸、肝掌、肝功能异常等	消瘦、体重减轻等

5.其他原因引起的全身性水肿

（1）黏液性水肿：是由于组织液黏蛋白含量较高而产生的非凹陷性水肿，常发生在颜面和下肢，见于甲状腺功能减退时。

（2）药物性水肿：临床上应用某些药物引起体液潴留于组织间隙而出现的水肿，如使用肾上腺皮质激素、雄性激素、胰岛素、甘草制剂等药物，停药后水肿会逐渐消退。

（3）经前期紧张综合征：为月经来潮前7~14天出现的眼睑、手部、踝部轻度水肿，常伴乳房胀痛及盆腔沉重感，月经后水肿逐渐消退。

（4）特发性水肿：病因未明，常见于女性，与体位有关，主要出现在身体下垂部分，直立位或劳累后出现，休息后减轻或消失。

（二）局部性水肿

常由局部静脉回流受阻、局部淋巴回流受阻或毛细血管通透性增加所致，如肢体静脉血栓形成、丝虫病所致象皮腿、局部炎症、创伤或过敏等。

三、问诊要点

（一）起病的缓急

急性水肿多见于炎性病变或阻塞性病变，如急性肾炎、局部炎症、肢体静脉血栓形成、上下腔静脉阻塞综合征等；慢性水肿，多见于心、肝、肾功能不全，营养不良、内分泌疾病等。

（二）水肿发生的时间、部位

肾源性水肿以眼睑或颜面水肿起病，继而发展至全身，故又称为下行性水肿，晨起时明显；心源性水肿首先出现在身体下垂部位，再蔓延至全身，故又称为上行性水肿，活动后明显。

（三）水肿的性质和程度

凹陷性和非凹陷性水肿的辨别，有助于疾病的诊断和鉴别诊断。此外，水肿的轻重程度也可协助判断病情。

（四）水肿的诱发、加重与缓解因素

活动使心源性水肿加重，休息后减轻；肾上腺皮质激素、扩血管药等可诱发药物性水肿；女性病人还应询问水肿与月经、体位和天气等的关系以及昼夜的变化。

（五）伴随症状

1.伴肝肿大　心源性、肝源性水肿均可伴有肝脏肿大，而同时有颈静脉怒张者则为心源性水肿。

2.伴血尿、蛋白尿　常为肾源性水肿，多由肾炎或肾病综合征引起。而轻度蛋白尿也可见于心源性水肿。

3.伴呼吸困难与发绀　常提示心脏病、上腔静脉阻塞综合征等。

4.伴消瘦、体重减轻　可见于营养不良性水肿。

5.水肿与月经周期有明显关系者　可见于经前期紧张综合征。

视频：2.8 水肿的问诊要点

思维导图

思维导图：
2.8 水肿

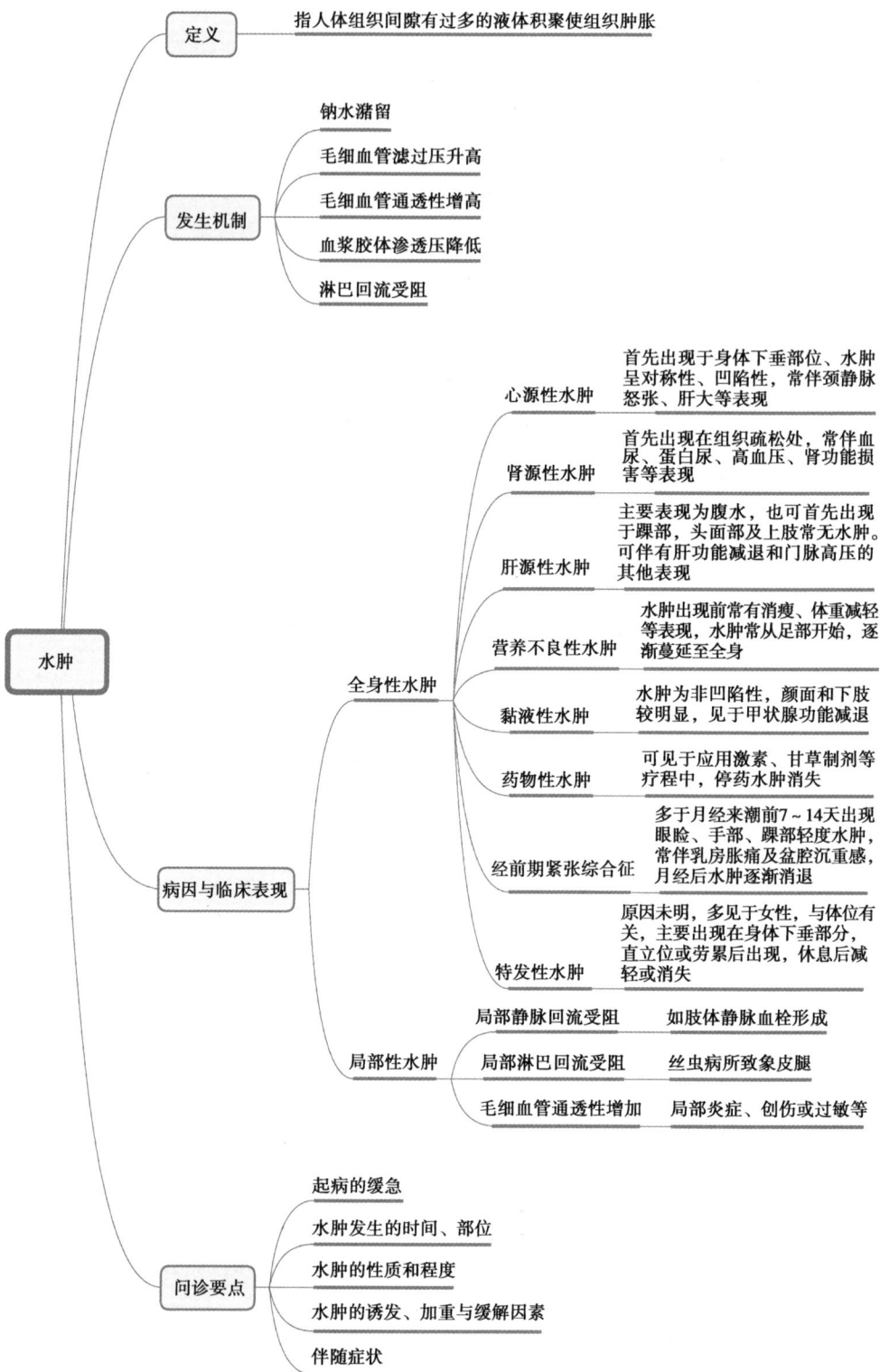

水肿

- **定义** —— 指人体组织间隙有过多的液体积聚使组织肿胀

- **发生机制**
  - 钠水潴留
  - 毛细血管滤过压升高
  - 毛细血管通透性增高
  - 血浆胶体渗透压降低
  - 淋巴回流受阻

- **病因与临床表现**
  - **全身性水肿**
    - 心源性水肿 —— 首先出现于身体下垂部位、水肿呈对称性、凹陷性，常伴颈静脉怒张、肝大等表现
    - 肾源性水肿 —— 首先出现在组织疏松处，常伴血尿、蛋白尿、高血压、肾功能损害等表现
    - 肝源性水肿 —— 主要表现为腹水，也可首先出现于踝部，头面部及上肢常无水肿。可伴有肝功能减退和门脉高压的其他表现
    - 营养不良性水肿 —— 水肿出现前常有消瘦、体重减轻等表现，水肿常从足部开始，逐渐蔓延至全身
    - 黏液性水肿 —— 水肿为非凹陷性，颜面和下肢较明显，见于甲状腺功能减退
    - 药物性水肿 —— 可见于应用激素、甘草制剂等疗程中，停药水肿消失
    - 经前期紧张综合征 —— 多于月经来潮前7~14天出现眼睑、手部、踝部轻度水肿，常伴乳房胀痛及盆腔沉重感，月经后水肿逐渐消退
    - 特发性水肿 —— 原因未明，多见于女性，与体位有关，主要出现在身体下垂部分，直立位或劳累后出现，休息后减轻或消失
  - **局部性水肿**
    - 局部静脉回流受阻 —— 如肢体静脉血栓形成
    - 局部淋巴回流受阻 —— 丝虫病所致象皮腿
    - 毛细血管通透性增加 —— 局部炎症、创伤或过敏等

- **问诊要点**
  - 起病的缓急
  - 水肿发生的时间、部位
  - 水肿的性质和程度
  - 水肿的诱发、加重与缓解因素
  - 伴随症状

考点达标练习

单选题

1.心源性水肿的主要病因是（　　　）。

　　A.左心衰竭　　　　　　　　　B.肺水肿

　　C.右心衰竭　　　　　　　　　D.肺栓塞

　　E.感染性心内膜炎

2.心源性水肿的主要特点是（　　　）。

　　A.首先出现在右胸腔　　　　　B.首先出现在眼睑部位

　　C.首先出现在下肢踝部　　　　D.首先出现在身体的下垂部位

　　E.首先出现在颜面部位

3.下列不属于全身性水肿的是（　　　）。

　　A.心源性水肿　　　　　　　　B.肝源性水肿

　　C.营养不良性水肿　　　　　　D.肾源性水肿

　　E.过敏性水肿

4.下列关于水肿的叙述，正确的是（　　　）。

　　A.水肿是指组织间隙有过多的液体积聚

　　B.肾源性水肿发生速度多缓慢

　　C.肾源性水肿从足部开始，下垂部位明显

　　D.血浆胶体渗透压增高是水肿形成的机制

　　E.心源性水肿一般由左心衰竭引起

5.肝硬化与右心衰竭的水肿主要的鉴别点是（　　　）。

　　A.有无肝大　　　　　　　　　B.有无腹腔积液

　　C.有无颈静脉怒张　　　　　　D.有无肝功能异常

　　E.有无下肢水肿

6.对心源性水肿描述不准确的是（　　　）。

　　A.常伴肝大　　　　　　　　　B.常伴颈静脉怒张

　　C.常伴心脏扩大　　　　　　　D.严重时出现胸腹水

　　E.多见于左心衰

7.下列只引起局部水肿的是（　　　）。

　　A.右心衰竭　　　　　　　　　B.丝虫病

　　C.营养不良　　　　　　　　　D.肾病综合征

　　E.肝硬化

8.水肿的产生机制不包括（　　　）。

　　A.水、钠潴留　　　　　　　　B.毛细血管滤过压升高

　　C.毛细血管通透性增高　　　　D.血浆胶体渗透压增高

　　E.淋巴液或静脉回流受阻

9.病人，女，32岁，怕冷，腹胀，全身肿胀，非凹陷性水肿。其皮肤肿胀的原因最可能是（　　　）。

  A.神经血管性水肿　　　　　　B.肝硬化

  C.甲状腺功能减退症　　　　　D.甲亢

  E.营养不良

执助技能训练

【简要病史】病人，女，62岁，双下肢水肿1个月、呼吸困难3天就诊。

【答题要求】请围绕以上简要病史，将应询问的内容写在下方答题纸上。

执助技能考试评分标准：2.8 水肿的问诊

（王丹）

任务 2.9 腹泻

学习目标

1.知识目标: 理解腹泻的定义和发生机制, 熟悉腹泻的病因, 记住腹泻的问诊要点。

2.能力目标: 能独立面对腹泻病人进行问诊, 逐步提高语言沟通技巧和问诊能力, 能对腹泻的特点进行探究分析, 不断提高临床思维能力。

3.素质目标: 不畏困难, 大胆尝试, 勤于实践, 反复练习。态度友善、语言通俗易懂、关心尊重病人。积极弘扬"敬佑生命、救死扶伤、甘于奉献、大爱无疆"的职业精神。

腹泻(diarrhea)指排便次数增多, 或性状异常, 如粪质稀薄, 或带有黏液、脓血或未消化的食物。如解液状便, 每日3次以上, 或每天粪便总量大于200 g, 其中粪便含水量大于80%, 可认为是腹泻。腹泻按照病程可分为急性和慢性两种, 超过2个月者属慢性腹泻。

一、病因

(一)急性腹泻

1.肠道疾病 包括病毒、细菌、真菌、原虫、蠕虫等感染引起的肠炎以及急性出血性坏死性肠炎, 此外, 还有克罗恩病或溃疡性结肠炎急性发作、急性缺血性肠病等。亦可因抗生素使用而发生抗生素相关性小肠炎、结肠炎。

2.急性中毒 食用毒蕈、桐油、河豚、鱼胆及化学药物, 如砷、磷、铅、汞等引起的腹泻。

3.全身性感染 如败血症、伤寒或副伤寒等。

4.其他 如变态反应性肠炎、过敏性紫癜; 服用某些药物, 如氟尿嘧啶、利血平及新斯的明等; 某些内分泌疾病, 如肾上腺皮质功能减退危象、甲亢危象等。

(二)慢性腹泻

1.消化系统疾病

(1)胃部疾病: 如慢性萎缩性胃炎、胃大部切除后胃酸缺乏等。

（2）肠道感染：如肠结核、慢性细菌性痢疾、血吸虫病等。

（3）肠道非感染性病变：如克罗恩病、溃疡性结肠炎、结肠多发性息肉、吸收不良综合征等。

（4）肠道肿瘤：肠道恶性肿瘤、结肠绒毛状腺瘤。

（5）胰腺疾病：慢性胰腺炎、胰腺癌等。

（6）肝胆疾病：胆汁淤积性黄疸、肝硬化、慢性胆囊炎与胆石症。

2.全身性疾病

（1）内分泌及代谢障碍疾病：如甲状腺功能亢进、肾上腺皮质功能减退、胃泌素瘤及糖尿病性肠病。

（2）其他系统疾病：系统性红斑狼疮、硬皮病、尿毒症等。

（3）药物副作用：如利血平、甲状腺素、洋地黄类药物等。某些抗肿瘤药物和抗生素使用亦可导致腹泻。

（4）神经功能紊乱：如肠易激综合征。

二、发生机制

腹泻病因复杂，有些因素又互为因果，从病理生理角度可归纳为下列几个方面。腹泻病例往往不是单一的机制致病，可能涉及多种原因，仅以其中之一机制占优势而已。

1.分泌性腹泻　肠道分泌大量液体超过肠黏膜吸收能力所致。霍乱弧菌外毒素引起的大量水样腹泻即属于典型的分泌性腹泻。肠道非感染或感染性炎症，如阿米巴肠炎、细菌性痢疾、溃疡性结肠炎、克罗恩病、肠结核以及放射性肠炎、肿瘤溃烂等均可使炎症性渗出物增多而致腹泻。某些胃肠道内分泌肿瘤，如胃泌素瘤、血管活性肠肽瘤所致的腹泻也属于分泌性腹泻。

2.渗出性腹泻　肠黏膜炎症渗出大量黏液、脓血而致腹泻，如炎症性肠病、感染性肠炎、缺血性肠炎、放射性肠炎等。

3.渗透性腹泻　是由肠内容物渗透压增高，阻碍肠内水分与电解质的吸收而引起的，如乳糖酶缺乏，乳糖不能水解即形成肠内高渗，服用盐类泻剂或甘露醇等引起的腹泻亦属渗透性腹泻。

4.动力性腹泻　由肠蠕动亢进致肠内食糜停留时间缩短，未被充分吸收所致的腹泻，如肠炎、甲状腺功能亢进、糖尿病、胃肠功能紊乱等。

5.吸收不良性腹泻　由肠黏膜的吸收面积减少或吸收障碍所引起，如小肠大部分切除、吸收不良综合征、小儿乳糜泻、成人热带及非热带脂肪泻等。

三、问诊要点

（一）年龄、性别与职业

这些资料，有时可为诊断提供重要线索。如肠结核多见于中青年，而结肠癌多见于中老年人；肠易激综合征、甲状腺功能亢进症多见于女性；血吸虫病多见于流行区农民和渔民等。还要注意有无饮食不良习惯、不洁饮食史、服药史、腹部手术及放射治疗史等。

（二）起病急缓及病程

急性腹泻起病急骤，病程较短，尤其是不洁（或不当）饮食后24小时内发病者，多为感染或食物中毒所致。慢性腹泻起病缓慢，病程较长，多见于慢性感染、非特异性炎症、吸收不良、消化功能障碍、肠道肿瘤或神经功能紊乱等。

（三）腹泻次数及粪便性质

急性感染性腹泻常有不洁饮食史，于进食后24小时内发病，每天排便数次甚至数十次，多呈糊状或水样便，少数为脓血便。慢性腹泻表现为每天排便次数增多，可为稀便，亦可带黏液、脓血，常见于慢性痢疾、炎症性肠病及结肠、直肠癌等。直肠或乙状结肠病变病人多有里急后重，小肠病变的腹泻无里急后重，粪便呈糊状或水样。小肠吸收不良者，粪呈油腻状，多泡沫，有恶臭，含食物残渣。肠易激综合征的腹泻，多在清晨起床和早餐后发生，每天2~3次，粪便有时含大量黏液。暗红色果酱样大便见于阿米巴痢疾。

（四）腹泻与腹痛的关系

急性腹泻常有腹痛，尤以感染性腹泻较为明显。小肠疾病的腹泻，腹痛多在脐周，便后腹痛缓解不明显。结肠病变引起的腹泻，腹痛常在下腹，便后腹痛多可缓解。

（五）病人的一般情况

有无脱水、消瘦等。伴明显消瘦，多提示病变位于小肠，如胃肠道恶性肿瘤、肠结核及吸收不良综合征；伴重度失水者常见于分泌性腹泻，如霍乱、细菌性食物中毒或尿毒症等。

（六）伴随症状

1.伴发热　　见于急性细菌性痢疾、伤寒或副伤寒、肠结核、肠道恶性淋巴瘤、克罗恩病、溃疡性结肠炎急性发作期、败血症等。

2.伴里急后重　　病变以结肠、直肠为主，如痢疾、直肠炎、直肠肿瘤等。

3.伴腹部包块　　见于胃肠恶性肿瘤、肠结核、克罗恩病及血吸虫性肉芽肿。

4.伴重度失水　　见于分泌性腹泻，如霍乱、细菌性食物中毒或尿毒症等。

5.伴明显消瘦　　提示病变位于小肠，如胃肠道恶性肿瘤、肠结核及吸收不良综合征。

6.伴皮疹或皮下出血　　见于败血症、伤寒或副伤寒、麻疹、过敏性紫癜等。

7.伴关节痛或关节肿胀　　见于克罗恩病、溃疡性结肠炎、系统性红斑狼疮、肠结核等。

视频：2.9 腹泻的问诊要点

思维导图

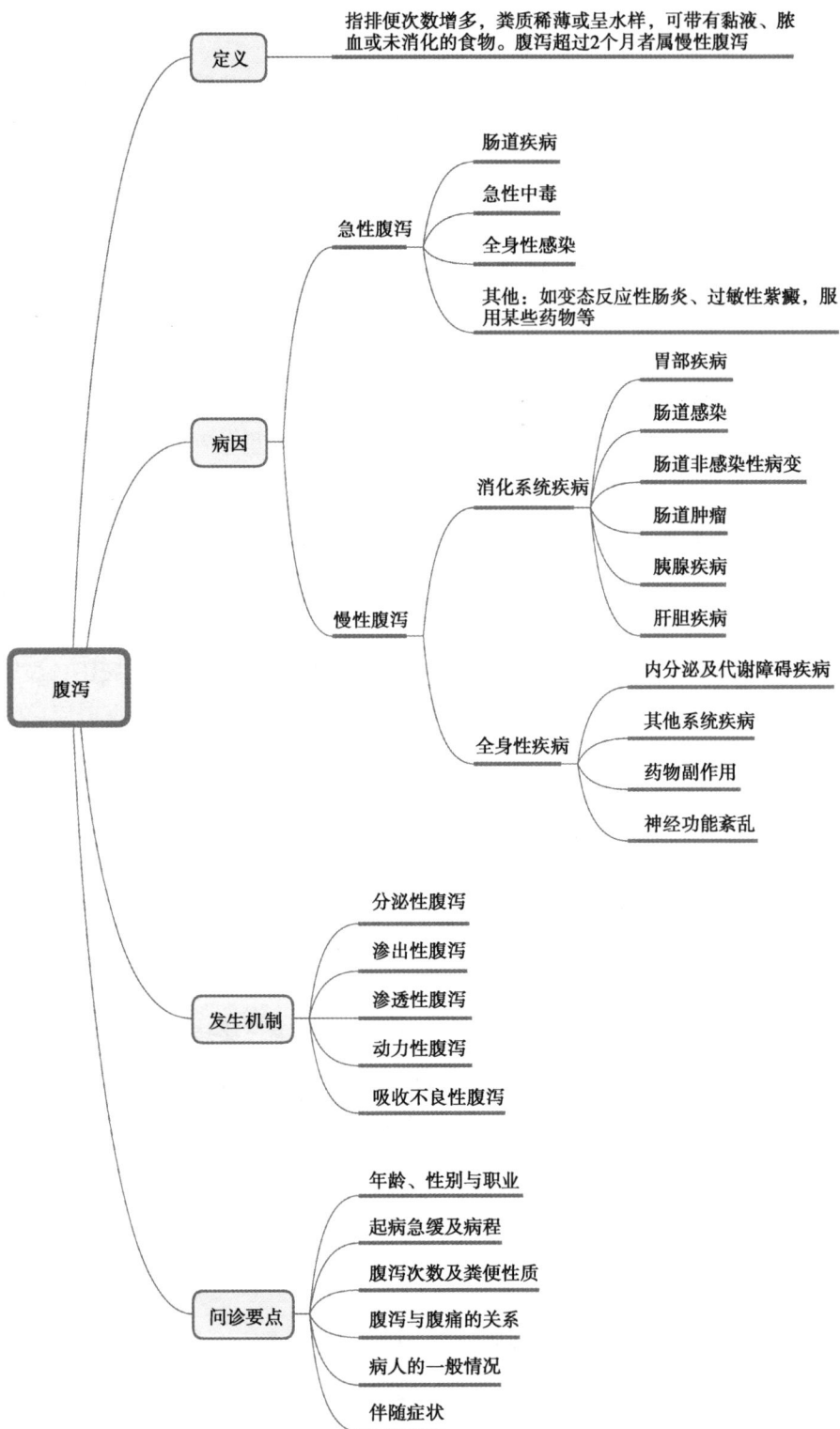

腹泻

- 定义 —— 指排便次数增多，粪质稀薄或呈水样，可带有黏液、脓血或未消化的食物。腹泻超过2个月者属慢性腹泻

- 病因
  - 急性腹泻
    - 肠道疾病
    - 急性中毒
    - 全身性感染
    - 其他：如变态反应性肠炎、过敏性紫癜，服用某些药物等
  - 慢性腹泻
    - 消化系统疾病
      - 胃部疾病
      - 肠道感染
      - 肠道非感染性病变
      - 肠道肿瘤
      - 胰腺疾病
      - 肝胆疾病
    - 全身性疾病
      - 内分泌及代谢障碍疾病
      - 其他系统疾病
      - 药物副作用
      - 神经功能紊乱

- 发生机制
  - 分泌性腹泻
  - 渗出性腹泻
  - 渗透性腹泻
  - 动力性腹泻
  - 吸收不良性腹泻

- 问诊要点
  - 年龄、性别与职业
  - 起病急缓及病程
  - 腹泻次数及粪便性质
  - 腹泻与腹痛的关系
  - 病人的一般情况
  - 伴随症状

？ 考点达标练习

单选题

1.引起腹泻伴重度失水的疾病是（   ）。

   A.霍乱　　　　　　　　B.肠伤寒　　　　　　　C.肠结核

   D.吸收不良综合征　　　E.溃疡性结肠炎

2.腹泻至少超过多长时间称为慢性腹泻（   ）。

   A.5个月　　　　　　　B.4个月　　　　　　　C.3个月

   D.2个月　　　　　　　E.1个月

3.下列提示阿米巴痢疾的是（   ）。

   A.柏油样便　　　　　　B.暗红色果酱样粪便　　C.黏液脓血便

   D.洗肉水样粪便　　　　E.黏液便，无病理成分

4.甲状腺功能亢进病人的腹泻机制为（   ）。

   A.动力性腹泻　　　　　B.分泌性腹泻　　　　　C.渗透性腹泻

   D.吸收不良性腹泻　　　E.渗出性腹泻

5.下列引起腹泻的疾病中为肠道非感染性病变的是（   ）。

   A.慢性阿米巴痢疾　　　B.肠结核　　　　　　　C.慢性细菌性痢疾

   D.血吸虫病　　　　　　E.慢性非特异性溃疡性结肠炎

6.下列疾病所致的腹泻不属于分泌性腹泻的是（   ）。

   A.慢性肠炎　　　　　　B.胃泌素瘤　　　　　　C.肠易激综合征

   D.霍乱　　　　　　　　E.血管活性肽瘤

7.小肠大部分切除导致的腹泻属于（   ）。

   A.高渗性腹泻　　　　　B.分泌性腹泻　　　　　C.渗出性腹泻

   D.吸收不良性腹泻　　　E.动力性腹泻

（8~9题共用题干）

病人，女，20岁，1天前在路边摊点进餐后感头昏、疲劳，随后出现淘米水样大便，量多，不伴里急后重，无腹痛，间断呕吐。粪便检查发现霍乱弧菌。

8.对该病人腹泻的分类和原因说法正确的是（   ）。

   A.慢性腹泻，为肠道内感染　　B.慢性腹泻，为全身性感染

   C.急性腹泻，为急性中毒　　　D.急性腹泻，为肠道内感染

   E.急性腹泻，为全身性感染

9.该病人腹泻的发生机制是（   ）。

   A.分泌性腹泻　　　　　B.渗透性腹泻　　　　　C.渗出性腹泻

   D.动力性腹泻　　　　　E.吸收不良性腹泻

执助技能训练

【简要病史】病人，女，66岁，间断左下腹痛、腹泻伴消瘦2个月，门诊就诊。

【答题要求】请围绕以上简要病史，将应询问的内容写在下方答题纸上。

（王洪涛）

任务 2.10　呕血

学习目标

1.知识目标：理解呕血的定义，熟悉呕血的病因，记住呕血的问诊要点。

2.能力目标：能独立面对呕血病人进行问诊，逐步提高语言沟通技巧和问诊能力，能对呕血的特点和病因进行探究分析，不断提高临床思维能力。

3.素质目标：不畏困难，大胆尝试，勤于实践，反复练习。态度友善、语言通俗易懂、关心尊重病人。积极弘扬"敬佑生命、救死扶伤、甘于奉献、大爱无疆"的职业精神。

呕血（hematemesis）是上消化道疾病或全身性疾病所致的上消化道出血，血液经口腔呕出。上消化道是指屈氏韧带以上的消化道，包括食管、胃、十二指肠、肝、胆、胰等。呕血常伴有黑便，严重时可有急性周围循环衰竭的表现。

一、病因

（一）消化系统疾病

1.**食管疾病**　反流性食管炎、食管憩室炎、食管异物、食管贲门黏膜撕裂、食管损伤、食管癌等。门静脉高压所致的食管静脉曲张破裂及食管异物戳穿主动脉均可造成大量呕血，并危及生命。

2.**胃及十二指肠疾病**　以消化性溃疡最为常见，其次有急性糜烂出血性胃炎、胃癌、胃泌素瘤、恒径动脉综合征等。其他少见疾病有胃黏膜脱垂、急性胃扩张、胃扭转、息肉、憩室炎、结核、克罗恩病、平滑肌瘤、平滑肌肉瘤、淋巴瘤等。

3.门静脉高压引起的食管胃底静脉曲张破裂或门静脉高压性胃病出血。

（二）上消化道邻近器官或组织的疾病

如胆道结石、胆道蛔虫、胆囊癌、胆管癌及壶腹癌出血均可引起大量血液流入十二指肠导致呕血。此外，还有急慢性胰腺炎、胰腺癌合并脓肿破溃、主动脉瘤破入食管，胃或十二指肠、纵隔肿瘤破入食道等。

（三）全身性疾病

1.**血液疾病**　如过敏性紫癜、血小板减少性紫癜、白血病、血友病、遗传性毛细

血管扩张症、霍奇金病、弥散性血管内凝血及应用抗凝药过量等。

2.感染性疾病　如败血症、暴发型肝炎、肾综合征出血热、钩端螺旋体病、登革热等。

3.结缔组织病　如系统性红斑狼疮、皮肌炎、结节性多动脉炎累及上消化道。

4.其他　如尿毒症、肺源性心脏病、呼吸功能衰竭等。

综上所述，呕血的原因有很多，首先以消化性溃疡出血最为常见，其次为食管或胃底静脉曲张破裂，最后为急性糜烂性出血性胃炎和胃癌，因此，在考虑呕血病因时，应先考虑上述的四种常见疾病。当病因未明时，也应考虑其他的少见疾病。

二、问诊要点

（一）确定是否为呕血

想要确定是否为呕血，必须先排除口腔、鼻腔及咯血。口腔、鼻腔部出血用鼻咽镜检查即可确诊。关键是与咯血相鉴别。如果病人有消化性溃疡、肝硬化、急性胃黏膜病变、胃癌等消化系统疾病史，出血前有上腹部不适、恶心、呕吐，血液暗红色或棕色，血中混有食物残渣、胃液，伴有黑便，则常为呕血。如果病人有呼吸系统疾病或心脏病史，出血前有胸闷、咳嗽，血液颜色鲜红，血中混有痰或泡沫，则常为咯血。

（二）询问发病年龄

中青年人，慢性反复发作的上腹痛，具有一定的周期性和节律性，多为消化性溃疡；中老年人，慢性上腹痛，疼痛无明显规律性并伴有厌食、消瘦或贫血者，应警惕胃癌。

（三）询问呕血的诱因

有无饮食不节、大量饮酒、毒物或特殊药物摄入史。

（四）询问呕血量

呕血量可作为估计出血量的参考，但由于部分血液可较长时间滞留在胃肠道，故应结合全身表现估计出血量。

出血量占循环血容量的10%以下时，病人一般无明显临床表现；出血量占循环血容量的10%~20%时，可有头晕、无力等症状，多无血压、脉搏等变化；出血量达循环血容量的20%以上时，则有冷汗、四肢厥冷、心慌、脉搏增快等急性失血症状；若出血量在循环血容量的30%以上时，则有神志不清、面色苍白、心率加快、脉搏细弱、血压下降、呼吸急促等急性周围循环衰竭的表现。

出血早期可无明显血液学改变，出血3~4小时后由于组织液的渗出及输液等情况，血液被稀释，血红蛋白及血细胞比容逐渐降低。大量呕血还可出现氮质血症、发热等表现。

（五）询问血液的颜色和性状

呕血的颜色可帮助推测出血的部位和速度，一般出血部位越高、出血速度越快、出血量越大、血液在胃内停留的时间越短，呕血的颜色越鲜红。如食管出血量大、出血速度快时多为鲜红色或暗红色，常混有凝血块；当出血量较少或在胃内停留时间长，则因血红蛋白与胃酸作用形成酸化正铁血红蛋白，呕吐物可呈棕褐色或咖啡渣样。呕血的同时因部分血液经肠道排出体外，可形成黑便。

（六）询问个人史及既往史

过去是否有慢性上腹部疼痛、反酸、胃灼热、嗳气等病史，是否有肝病和长期药物摄入史，并注意药物名称、剂量及反应等。

（七）询问伴随症状

1.伴上腹痛　慢性周期性与节律性上腹痛，多为消化性溃疡；中老年人出现慢性无规律性上腹痛，并伴有厌食、消瘦或贫血者，应警惕胃癌。

2.伴肝脾肿大　有脾肿大、腹壁静脉曲张、腹水、蜘蛛痣及肝掌，肝功能异常，提示肝硬化门脉高压；肝区疼痛、肝脏进行性增大、质地坚硬、表面凹凸不平或有结节，考虑为肝癌的可能。

3.伴黄疸　黄疸伴寒战、发热及右上腹绞痛而呕血者，可能是胆道疾病引起的；黄疸、发热及全身皮肤黏膜有出血倾向者，见于某些感染性疾病，如败血症及钩端螺旋体病等。

4.伴皮肤黏膜出血　常与血液疾病和凝血功能障碍有关。

5.伴头晕、黑矇、口渴、冷汗　提示血容量不足。上述症状于出血早期可随体位变动，如由卧位变为坐位或立位时发生。伴有肠鸣音活跃、黑便者，提示有活动性出血。

6.其他　近期有酗酒史、服用非甾体类抗炎药物史、大面积烧伤、脑血管疾病、颅脑手术和严重外伤伴呕血者，应考虑急性胃黏膜病变。在剧烈呕吐后继而呕血，应注意是食管贲门黏膜被撕裂。

📝 思维导图

思维导图：
2.10 呕血

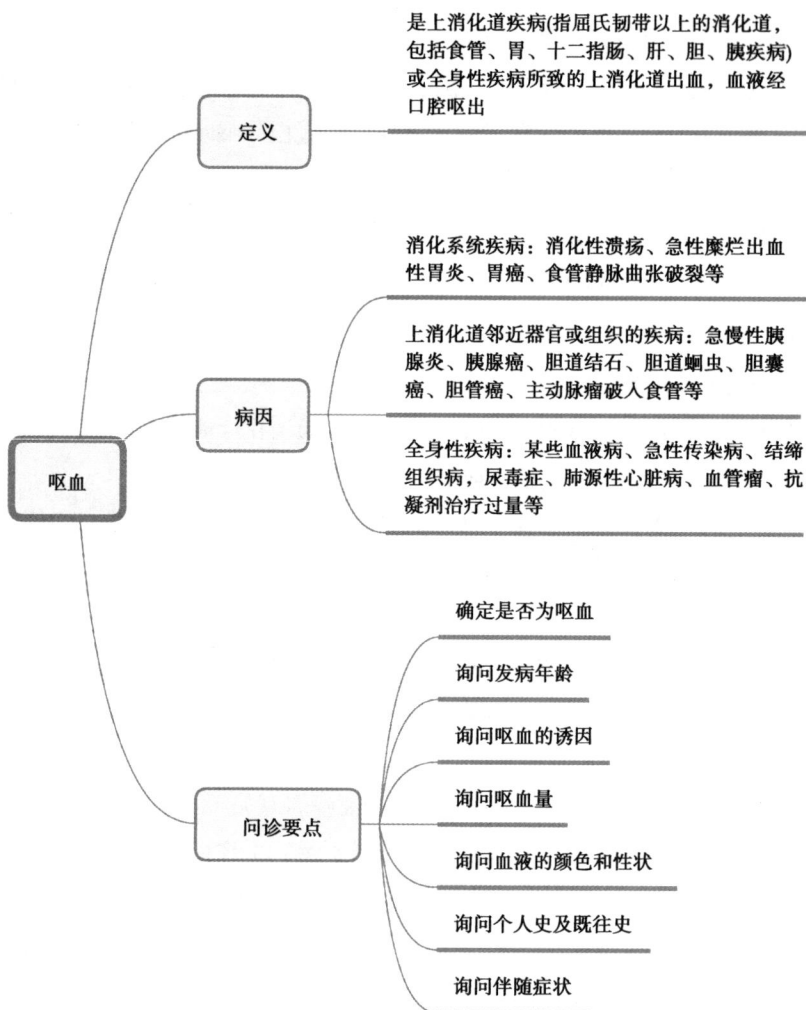

呕血

- **定义** —— 是上消化道疾病(指屈氏韧带以上的消化道，包括食管、胃、十二指肠、肝、胆、胰疾病)或全身性疾病所致的上消化道出血，血液经口腔呕出

- **病因**
  - 消化系统疾病：消化性溃疡、急性糜烂出血性胃炎、胃癌、食管静脉曲张破裂等
  - 上消化道邻近器官或组织的疾病：急慢性胰腺炎、胰腺癌、胆道结石、胆道蛔虫、胆囊癌、胆管癌、主动脉瘤破入食管等
  - 全身性疾病：某些血液病、急性传染病、结缔组织病、尿毒症、肺源性心脏病、血管瘤、抗凝剂治疗过量等

- **问诊要点**
  - 确定是否为呕血
  - 询问发病年龄
  - 询问呕血的诱因
  - 询问呕血量
  - 询问血液的颜色和性状
  - 询问个人史及既往史
  - 询问伴随症状

❓ 考点达标练习

单选题

1.关于呕血，下列叙述不正确的是（　　）。

　A. 病因最常见于消化性溃疡

　B. 出血方式为呕出

　C. 出血前有喉部痒感、咳嗽等

　D. 出血前有上腹部不适、恶心、呕吐等

　E. 血中混有食物残渣、胃液

2.关于呕血的颜色，下列叙述正确的是（　　　　）。

A. 出血量大时咖啡色

B. 出血速度快时咖啡色

C. 出血量大、出血速度快时鲜红色

D. 出血量小时鲜红色

E. 出血速度慢时鲜红色

3.病人，男，29岁，间断周期性、节律性上腹痛2年，今病人出现呕血，多考虑为（　　　　）。

A. 消化性溃疡　　　　　　　B. 急性胃黏膜病变　　　　　C.胃癌

D. 胆囊炎　　　　　　　　　E. 结核性腹膜炎

4.呕血病人查体后发现脾大、蜘蛛痣、肝掌，应首先考虑（　　　　）。

A. 消化性溃疡并出血

B. 急性胃黏膜病变

C.肝硬化食管胃底静脉曲张破裂出血

D. 急性肝炎

E. 急性胆囊炎

5.病人，女，26岁，既往体健，大面积烧伤后出现呕血，应考虑为（　　　　）。

A. 消化性溃疡　　　　　　　B. 急性胃黏膜病变　　　　　C.胃息肉

D. 胃烧伤　　　　　　　　　E. 食道黏膜撕裂伤

6.老年病人，慢性上腹痛，无明显规律性，伴消瘦、呕血，应警惕（　　　　）。

A.慢性胃炎　　　　　　　　B. 消化性溃疡　　　　　　　C.胃癌

D. 肝硬化　　　　　　　　　E. 胆囊炎

7.黄疸、畏寒、发热、右上腹绞痛伴呕血，最有可能是（　　　　）。

A. 消化性溃疡　　　　　　　B. 急性胃黏膜病变　　　　　C.胃癌

D. 胆道结石　　　　　　　　E. 胃息肉

8.病人，男，49岁，既往有乙肝病史。无明显诱因突然呕吐大量暗红色血液，自感乏力、头晕。查体：脉搏110次/分，血压80/55 mmHg。前胸部皮肤有蜘蛛痣，腹壁静脉曲张、脾大，移动性浊音（+）。最可能的诊断为（　　　　）。

A.消化性溃疡出血　　　　　B.胃癌出血　　　　　　　　C.慢性胃炎出血

D.急性胃黏膜病变　　　　　E.食管、胃底静脉曲张破裂出血

执助技能训练

【简要病史】病人，男，46岁，间断性上腹痛3年，呕血2天，急诊就诊。

【答题要求】请围绕以上简要病史，将询问的内容写在下方答题纸上。

（何俊文）

任务 2.11 便血

学习目标

1.知识目标：理解便血的定义，熟悉便血的病因，记住便血的问诊要点。

2.能力目标：能独立面对便血病人进行问诊，逐步提高语言沟通技巧和问诊能力，能对便血的特点和病因进行探究分析，不断提高临床思维能力。

3.素质目标：不畏困难，勤于实践，反复练习。态度友善、语言通俗易懂、关心尊重病人。积极弘扬"敬佑生命、救死扶伤、甘于奉献、大爱无疆"的职业精神。

课件：2.11 便血

便血（hematochezia）是指消化道出血，血液由肛门排出。便血颜色可呈鲜红、暗红或黑色。少量出血不造成粪便颜色改变，须经隐血试验才能确定者，称为隐血（occult blood）。

视频：2.11 便血的定义与病因

一、病因

（一）下消化道疾病

1.小肠疾病 肠结核、肠伤寒、肠套叠、克罗恩病、钩虫病、急性出血性坏死性肠炎、小肠血管瘤、小肠肿瘤、空肠憩室炎或溃疡、Meckel憩室炎或溃疡等。

2.结肠疾病 急性细菌性痢疾、阿米巴痢疾、血吸虫病、溃疡性结肠炎、结肠息肉、结肠憩室炎、缺血性结肠炎、结肠癌等。

3.直肠肛管疾病 直肠息肉、痔、肛裂、肛瘘、直肠肛管损伤、非特异性直肠炎、放射性直肠炎、直肠癌等。

4.血管病变 如静脉曲张、血管瘤、血管畸形、血管退行性变、缺血性肠炎、毛细血管扩张症等。

（二）上消化道疾病

见前述呕血的病因，视出血量与速度的不同，可表现为便血或黑便。

（三）全身性疾病

肝脏疾病、维生素C和维生素K缺乏症、尿毒症；肾综合征出血热、败血症；白血病、血友病、血小板减少性紫癜、遗传性毛细血管扩张症等。

二、问诊要点

（一）询问病因和诱因

是否有饮食不节、进食生冷、辛辣刺激等食物史。有无服药史或集体发病情况。

（二）询问便血的颜色与性状

1.便血颜色　可因出血部位不同、出向量的多少、出血速度及血液在肠腔内停留时间的长短而异。上消化道出血，血液在肠内停留时间较长，红细胞破坏后，血红蛋白中的铁在肠道内与硫化物结合成硫化铁，粪便呈黑色，更由于附有黏液而发亮，类似柏油，故称柏油便。

2.便血性状　粪便可全为血液或混有粪便，也可仅黏附在粪便表面或于排便后肛门滴血。血色鲜红不与粪便混合，仅黏附于粪便表面或于排便前后有鲜血滴出或喷射出者，提示为肛门或肛管疾病出血，如痔、肛裂或直肠肿瘤引起的出血。阿米巴痢疾粪便多为暗红色果酱样大便；急性细菌性痢疾为黏液脓血便；急性出血性坏死性肠炎可排出洗肉水血样腥臭便。

细致询问和观察便血的颜色、性状及气味等对寻找病因及确立诊断很有帮助。食用动物血、猪肝等也可使粪便呈黑色，但大便隐血为阴性。服用铋剂、铁剂、炭粉及中药等药物也可使粪便变黑，但一般为灰黑色无光泽，且隐血试验阴性，可资鉴别。

（三）询问便血的量

便血量可作为估计失血量的参考，由于粪便量的影响，需结合病人全身表现才能大致估计失血量。出血量的估计详见呕血。

（四）询问个人史和既往史

过去是否有消化系统疾病史，是否有腹泻、腹痛、痔、肛裂病史，有无使用抗凝药物，有无胃肠手术史和长期药物摄入史等。

（五）询问伴随症状

1.伴腹痛　慢性反复发作周期性、节律性上腹痛，出血后疼痛减轻，多见于消化性溃疡；上腹绞痛或有黄疸伴便血者，应考虑胆道出血；腹痛时排血便或脓血便，便后腹痛减轻，见于细菌性痢疾、阿米巴痢疾或溃疡性结肠炎。

2.伴里急后重　指便意频繁，但每次排便量少，且排便后未感轻松，时感排便未净。提示肛门、直肠疾病，常见于直肠炎、直肠癌及细菌性痢疾等。

3.伴发热　常见于感染性疾病，如败血症、流行性出血热、钩端螺旋体病或部分恶性肿瘤，如肠道淋巴瘤、白血病等。

4.伴全身出血倾向　伴皮肤黏膜出血者，可见于急性传染性疾病及血液疾病，如重症肝炎、流行性出血热、白血病、过敏性紫癜、血友病等。

5.伴皮肤改变　皮肤有蜘蛛痣及肝掌者，便血可能与肝硬化门脉高压有关。皮肤黏膜有毛细血管扩张，提示便血可能由遗传性毛细血管扩张症所致。

6.伴腹部肿块　应考虑肠道恶性淋巴瘤、结肠癌、肠结核、肠套叠及克罗恩病等。

思维导图

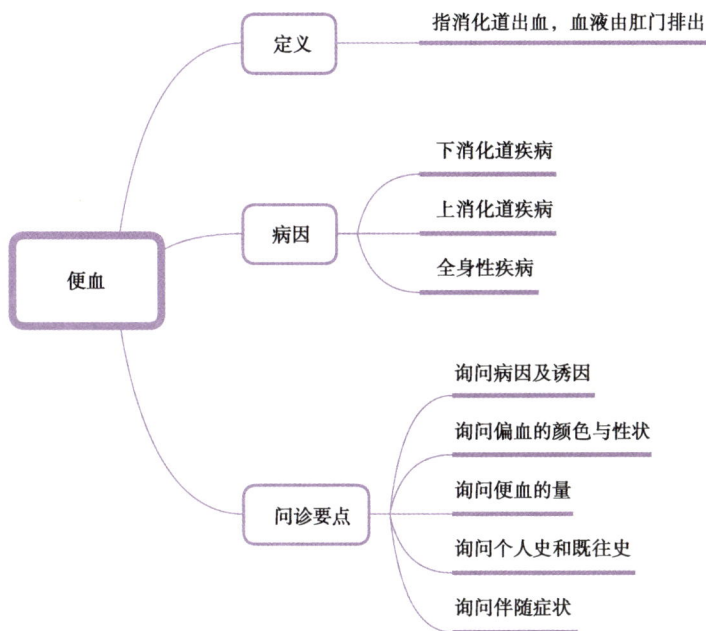

思维导图:
2.11 便血

- 便血
  - 定义 —— 指消化道出血，血液由肛门排出
  - 病因
    - 下消化道疾病
    - 上消化道疾病
    - 全身性疾病
  - 问诊要点
    - 询问病因及诱因
    - 询问便血的颜色与性状
    - 询问便血的量
    - 询问个人史和既往史
    - 询问伴随症状

考点达标练习

单选题

1.黏液脓血便伴里急后重肛门重坠感可见于（　　　　）。

　　A. 消化性溃疡　　　　　　　　B. 肠结核　　　　　　　　C. 直肠息肉

　　D. 白血病　　　　　　　　　　E. 急性细菌性痢疾

2.有关消化道出血，下列说法错误的是（　　　　）。

　　A. 上消化道出血可有呕血及黑粪

　　B. 下消化道出血粪便多为红色或咖啡色

　　C. 消化性溃疡是上消化道出血最为常见的原因

　　D. 黄色粪便可排除消化道出血

　　E. 消化道出血量较大时，粪便可为暗红色

3.病人，男，34岁，有反复上腹部隐痛5年，近2天出现柏油样便，下列哪种粪便是柏油样便？（　　　　）

　　A. 粪便隐血试验（++++）　　　　B. 粪便成形，发黑

C. 粪便黑且不成形   D. 粪便黑、稀、黏稠

E. 粪便黑、黏稠、发亮

4. 黑便伴皮肤有蜘蛛痣及肝掌，可见于（   ）。

A. 非特异性直肠炎   B. 直肠癌   C. 胆道疾患

D. 肝硬化门静脉高压   E. 小肠肿瘤

5. 便血，血色鲜红，不与粪便混合，仅黏附在粪便表面，提示（   ）。

A. 上消化道出血   B. 肛门或肛管疾病出血   C. 小肠出血

D. 食管出血   E. 十二指肠出血

6. 排洗肉水样大便，有特殊臭味，多见于（   ）。

A. 肠伤寒   B. 直肠息肉   C. 结肠癌

D. 上消化道出血   E. 急性出血坏死性肠炎

7. 暗红色果酱样脓血便见于（   ）。

A. 上消化道出血   B. 急性细菌性痢疾

C. 急性出血坏死性肠炎   D. 阿米巴痢疾

E. 结肠癌

💬 执助技能训练

【简要病史】病人，女，59岁，便血1天，门诊就诊。

【答题要求】请围绕以上简要病史，将询问的内容写在下方答题纸上。

执助技能考试评分标准：2.11 便血的问诊

（何俊文）

任务 2.12　黄疸

学习目标

1.知识目标：理解黄疸的定义和发生机制，熟悉黄疸的病因与临床表现，记住黄疸的问诊要点。

2.能力目标：能独立面对黄疸病人进行问诊，逐步提高语言沟通技巧和问诊能力，能对黄疸的特点和病因进行自主探究，自觉训练和不断提高临床思维能力。

3.素质目标：不畏困难，勤于实践，反复练习。态度友善、语言通俗易懂、关心尊重病人。积极弘扬"敬佑生命、救死扶伤、甘于奉献、大爱无疆"的职业精神。

黄疸（jaundice）是由于血清中胆红素升高致使皮肤、黏膜和巩膜发黄的症状和体征。正常血清总胆红素（total bilirubin，TB）为1.71~17.1 μmol/L。胆红素为17.1~34.2 μmol/L时，临床不易察觉，称为隐性黄疸；超过34.2 μmol/L时，出现临床可见黄疸，称为显性黄疸。

一、胆红素的正常代谢

正常红细胞的平均寿命约为120天，血循环中衰老的红细胞经单核-巨噬细胞破坏，降解为血红蛋白，血红蛋白在组织蛋白酶的作用下形成血红素和珠蛋白，血红素在催化酶的作用下转变为胆绿素，后者再经还原酶还原为胆红素，称为非结合胆红素（unconjugated bilirubin，UCB），与血清清蛋白结合而输送，不溶于水，不能从肾小球滤出，故尿液中不出现非结合胆红素。非结合胆红素通过血循环运输至肝后，与清蛋白分离并经窦周间隙被肝细胞所摄取，在肝细胞内和Y、Z两种载体蛋白结合，并被运输至肝细胞光面内质网的微粒体部分，经葡萄糖醛酸转移酶的催化作用与葡萄糖醛酸结合，形成结合胆红素（conjugated bilirubin，CB）。结合胆红素为水溶性，可通过肾小球滤过从尿中排出。

结合胆红素从肝细胞经胆管随胆汁排入肠道后，在回肠末端及结肠经细菌酶的分解与还原作用形成尿胆原。尿胆原大部分从粪便排出，称为粪胆原。尿胆原小部分经肠道吸收，通过门静脉血回到肝内，其中大部分再转变为结合胆红素，又随胆汁排入肠内，形成所谓的"胆红素的肠肝循环"。被吸收回肝的小部分尿胆原经体循环由肾排到体外，每天不超过6.8 mmol。

二、分类

1.按病因学分类 可分为溶血性黄疸、肝细胞性黄疸、胆汁淤积性黄疸（旧称阻塞性黄疸或梗阻性黄疸）和先天性非溶血性黄疸四大类，以前三类最为多见，第四类较罕见。

2.按胆红素的性质分类 可分为以非结合胆红素增高为主的黄疸和以结核胆红素增高为主的黄疸。

三、病因、发生机制与临床表现

（一）溶血性黄疸

1.病因 凡能引起溶血的疾病都可产生溶血性黄疸。①先天性溶血性贫血，如海洋性贫血、遗传性球形红细胞增多症；②后天性获得性溶血性贫血，如自身免疫性溶血性贫血、新生儿溶血、不同血型输血后的溶血以及蚕豆病、伯氨喹、蛇毒、毒蕈、阵发性睡眠性血红蛋白尿等引起的溶血。

2.发生机制 一方面，由于大量红细胞的破坏，形成大量的非结合胆红素，超过肝细胞的摄取、结合与排泌能力。另一方面，由于溶血造成的贫血、缺氧和红细胞破坏产物的毒性作用，削弱了肝细胞对胆红素的代谢功能，使非结合胆红素在血中潴留，超过正常水平而出现黄疸（图2.7）。

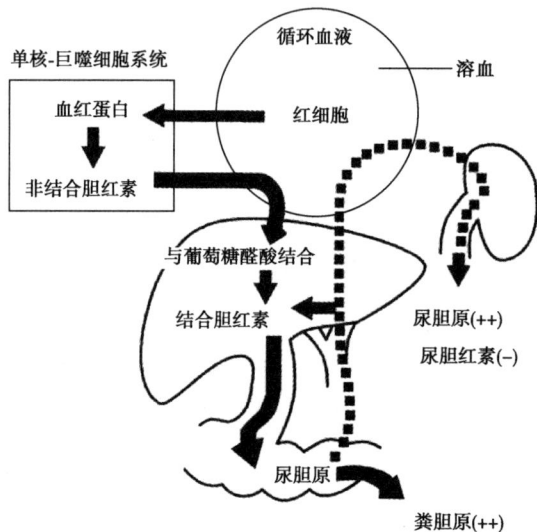

图 2.7 溶血性黄疸发生机制

3.临床表现 一般黄疸为轻度，呈浅柠檬色，不伴皮肤瘙痒，其他症状主要为原发病的表现。急性溶血时可有发热、寒战、头痛、呕吐、腰痛，并有不同程度的贫血和血红蛋白尿，严重者可有急性肾功能衰竭；慢性溶血多为先天性，除伴贫血外尚有脾肿大。

4.实验室检查 血清胆红素增加，以非结合胆红素为主，结合胆红素基本正常，由于血中非结合胆红素增加，故结合胆红素形成也代偿性增加，从胆道排至肠道也增加，致尿胆原增加，粪胆原随之增加，粪色加深。肠内的尿胆原增加，重吸收至肝内

者也增加。由于缺氧和毒素作用，肝脏处理增多尿胆原的能力降低，致血中尿胆原增加，并从肾排出，故尿中尿胆原增加，但无胆红素。急性溶血性黄疸尿中有血红蛋白排出，隐血试验阳性。血液检查除贫血外尚有网织红细胞增加、骨髓红细胞系列增生旺盛等。

（二）肝细胞性黄疸

1.病因　各种使肝细胞严重损害的疾病均可导致黄疸发生，如病毒性肝炎、中毒性肝炎、药物性肝炎、肝硬化、肝癌、脂肪肝、钩端螺旋体病、败血症等。

2.发生机制　由肝细胞的损伤导致肝细胞对胆红素的摄取、结合功能降低，因而血中的非结合胆红素增加，而未受损的肝细胞仍能将部分非结合胆红素转变为结合胆红素。结合胆红素部分经毛细胆管从胆道排泄，另一部分则反流入血循环中，致血中结合胆红素增加而出现黄疸（图2.8）。

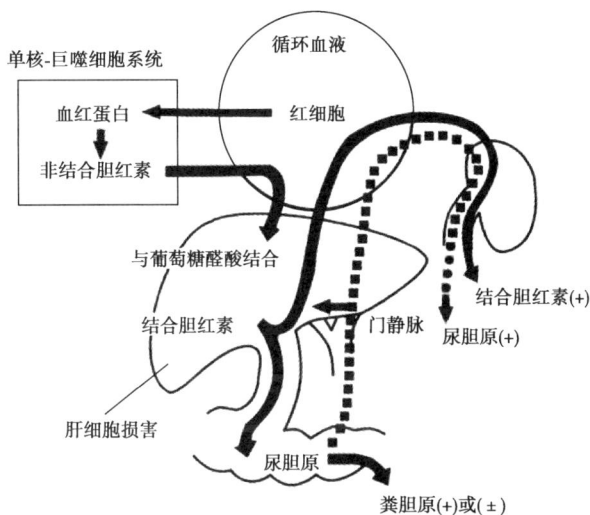

图 2.8　肝细胞性黄疸发生机制

视频：2.12 肝细胞性黄疸发生机制

3.临床表现　皮肤、黏膜浅黄色至深黄色，可伴有轻度皮肤瘙痒，其他为肝脏原发病的表现，如疲乏、食欲减退，严重者可有出血倾向、腹水、昏迷等。

4.实验室检查　血中结合胆红素与非结合胆红素均增加，黄疸型肝炎时，结合胆红素增加幅度多高于非结合胆红素。尿中结合胆红素定性试验阳性，尿胆原可因肝功能障碍而增高。此外，血液生化检查有不同程度的肝功能损害。

（三）胆汁淤积性黄疸

1.病因　胆汁淤积可分为肝内性胆汁淤积和肝外性胆汁淤积。

（1）肝内性胆汁淤积：可分为肝内阻塞性胆汁淤积和肝内胆汁淤积。肝内阻塞性胆汁淤积见于肝内泥沙样结石、癌栓、寄生虫病等。肝内胆汁淤积见于毛细胆管型病毒性肝炎、药物性胆汁淤积、妊娠期黄疸等。

（2）肝外性胆汁淤积：见于胆总管结石、狭窄、炎症、蛔虫及肿瘤等。

2.发生机制　由于胆道阻塞，阻塞上方的压力升高，胆管扩张，最后导致小胆管与毛细胆管破裂，胆汁中的胆红素反流入血（图2.9）。此外，肝内胆汁淤积有些并非

由机械因素引起，而是由胆汁分泌功能障碍、毛细胆管的通透性增加、胆汁浓缩而流量减少导致胆道内胆盐沉淀与胆栓形成。

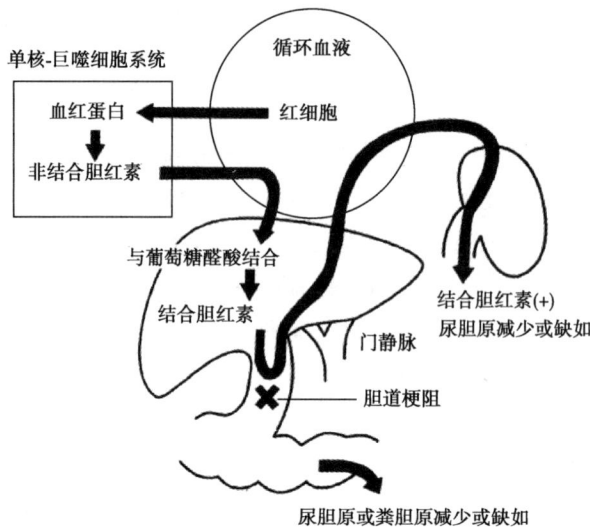

图 2.9　胆汁淤积性黄疸发生机制

3.临床表现　皮肤呈暗黄色，完全阻塞者颜色更深，甚至呈黄绿色，并有皮肤瘙痒及心动过缓，尿色深，粪便颜色变浅或呈白陶土色。

4.实验室检查　血清结合胆红素增加，尿胆红素试验阳性，因肠肝循环途径被阻断，故尿胆原及粪胆素减少或缺如，血清碱性磷酸酶和总胆固醇增高。

（四）先天性非溶血性黄疸

它是由肝细胞对胆红素的摄取、结合和排泄有缺陷所致的黄疸。本组疾病临床上少见，有Gilbert综合征、Dubin-Johnson综合征、Crigler-Najjar综合征、Rotor综合征等。

综上所述，黄疸可根据临床表现及辅助检查确定病因和性质。三种黄疸的实验室检查结果见表2.3。

表2.3　三种黄疸的实验室检查结果

项目	总胆红素	结合胆红素	非结合胆红素	尿胆红素	尿胆原
溶血性黄疸	增加	正常	明显增加	阴性	强阳性
肝细胞性黄疸	增加	中度增加	中度增加	阳性	阳性
胆汁淤积性黄疸	增加	明显增加	正常	强阳性	阴性

四、问诊要点

（一）确定是否为黄疸

那些因食物、药物、脂肪堆积等因素引起的组织发黄不属于黄疸，也可称为假性

黄疸。注意与进食过多的胡萝卜、橘子、南瓜所致的高胡萝卜素血症及长期服用呋喃类药物引起的皮肤发黄相区别。高胡萝卜素血症可使皮肤黄染，以手掌、足掌明显，但无胆红素升高。老年人球结膜下有脂肪堆积，呈黄色，但分布不均匀。

（二）询问黄疸发生的年龄与性别

婴儿期黄疸常见于新生儿生理性黄疸、先天性胆道闭锁、病毒性肝炎等；幼儿出现的黄疸考虑先天性非溶血性黄疸；儿童与青壮年出现的黄疸多考虑病毒性肝炎；中老年出现的黄疸多考虑肝硬化、胆结石、肝胆胰腺肿瘤等。女性以胆系疾病及肿瘤、原发性胆汁性肝硬化多见或与妊娠有关；男性以胰腺癌、原发性或继发性肝癌多见。

（三）询问黄疸的特点

询问黄疸的起病急缓，黄疸的时间和波动情况，评估皮肤色泽深浅、尿粪颜色，是否伴有皮肤瘙痒，有无群集发病等。

（四）询问病因、诱因及相关病史

询问是否有外出旅游史，有无疫水接触史，有无长期使用药物或接触某些化学毒物或食用有毒食物史，有无与肝炎病人密切接触史，近期有无血制品输注史，有无家族遗传史，有无长期酗酒史，有无肝胆疾病史，有无食用蚕豆等。

（五）询问伴随症状

1.伴发热　见于急性胆管炎、肝脓肿、钩端螺旋体病、败血症、大叶性肺炎。病毒性肝炎或急性溶血可先有发热而后出现黄疸。

2.伴上腹剧烈疼痛者　可见于胆道结石、肝脓肿或胆道蛔虫病；右上腹剧痛、寒战高热和黄疸为夏科（Charcot）三联征，提示急性化脓性胆管炎。持续性右上腹钝痛或胀痛可见于溶血危象、病毒性肝炎、肝脓肿、胰头癌或原发性肝癌。

3.伴肝肿大　若轻度至中度肿大，质地软或中等硬度且表面光滑，见于病毒性肝炎、急性胆道感染或胆道阻塞。明显肿大，质地坚硬，表面凹凸不平有结节者见于原发或继发性肝癌。肝大不明显，而质地较硬边缘不整，表面有小结节者见于肝硬化。

4.伴胆囊肿大者　提示胆总管有梗阻，常见于胰头癌、壶腹癌、胆总管癌、胆总管结石等。

5.伴脾肿大者　见于病毒性肝炎、钩端螺旋体病、败血症、疟疾、肝硬化、各种原因引起的溶血性贫血及淋巴瘤等。

6.伴腹水者　见于重症肝炎、肝硬化失代偿期、肝癌等。

7.伴皮肤瘙痒　见于胆汁淤积性黄疸和肝细胞性黄疸。胆汁淤积性黄疸皮肤瘙痒明显，肝细胞性黄疸皮肤瘙痒轻，溶血性黄疸无皮肤瘙痒。

8.伴消化道症状　如食欲减退、恶心呕吐、腹泻等见于病毒性肝炎、慢性胆囊炎、肿瘤等。

9.伴粪、尿颜色变化　胆汁淤积性黄疸尿呈浓茶样、大便浅灰或白陶土样；壶腹部周围癌呈黑色便或隐血便；肝细胞性黄疸尿液呈深黄色；急性溶血出现血红蛋白尿，即尿液呈酱油色。

📝 思维导图

思维导图:
2.12 黄疸

定义 —— 由于血清中胆红素升高致使皮肤、黏膜和巩膜发黄的症状和体征

黄疸

病因

- 溶血性黄疸
  - 先天性溶血性贫血，如海洋性贫血、遗传性球形红细胞增多症
  - 后天性获得性溶血性贫血，如自身免疫性溶血性贫血、输血后的溶血，蚕豆病、伯氨喹、蛇毒、毒蕈、阵发性睡眠性血红蛋白尿等引起的溶血
- 肝细胞性黄疸
  - 各种使肝细胞严重损害的疾病均可导致黄疸发生，如病毒性肝炎、肝硬化、中毒性肝炎、钩端螺旋体病、败血症等
- 胆汁淤积性黄疸
  - 肝外性胆汁淤积，可由胆总管结石、狭窄、炎性水肿、肿瘤及蛔虫等阻塞所引起
  - 肝内性胆汁淤积，见于肝内泥沙样结石、癌栓、寄生虫病，病毒性肝炎、药物性胆汁淤积、原发性胆汁性肝硬化等
- 先天性非溶血性黄疸
  - Gilbert综合征、Dubin-Johnson综合征、Crigler-Najjar综合征、Rotor综合征

临床表现

- 溶血性黄疸
  - 黄疸为轻度，呈浅柠檬色，不伴皮肤瘙痒，其他症状主要为原发病的表现
  - 血清TB增加，以UCB为主，CB基本正常。尿胆原增加，粪胆原随之增加，粪色加深
- 肝细胞性黄疸
  - 皮肤、黏膜浅黄至深黄色，可伴有轻度皮肤瘙痒，其他为肝脏原发病的表现
  - 血中CB与UCB均增加；尿中CB定性试验阳性，而尿胆原可因肝功能障碍而增高。有不同程度的肝功能损害
- 胆汁淤积性黄疸
  - 皮肤呈暗黄色，完全阻塞者颜色更深，甚至呈黄绿色，并有皮肤瘙痒及心动过缓，尿色深，粪便颜色变浅或呈白陶土色
  - 血清CB增加，尿胆红素试验阳性，尿胆原及粪胆素减少或阙如，血清碱性磷酸酶和总胆固醇增高

问诊要点

- 确定是否为黄疸
- 黄疸发生的年龄与性别
- 黄疸的特点
- 病因、诱因及相关病史
- 伴随症状

考点达标练习

单选题

1.全身黄疸，粪便呈白陶土色，可见于（　　　）。

　　A.胰头癌　　　　　　　　B.溶血性贫血　　　　　C.钩端螺旋体病

　　D.肝硬化　　　　　　　　E.急性肝炎

2.下列有助于鉴别肝细胞性黄疸和胆汁瘀积性黄疸的是（　　　）。

　　A.尿胆原检查　　　　　　B.有无血红蛋白尿　　　C.血中结合胆红素增高

　　D.皮肤黏膜颜色　　　　　E.尿胆红素阳性

3.Charcot三联征常提示（　　　）。

　　A.肝脓肿　　　　　　　　B.急性化脓性胆管炎　　C.胆道蛔虫病

　　D.原发性肝癌　　　　　　E.钩端螺旋体病

4.下列不符合胆汁瘀积性黄疸的实验室检查的是（　　　）。

　　A.血清中总胆红素增高

　　B.血清结合胆红素增高

　　C.血清非结合胆红素不高

　　D.尿胆红素阳性

　　E.尿胆原阳性

5.血总胆红素与非结合胆红素增高，结合胆红素不高，粪便颜色加深，提示（　　　）。

　　A.溶血性黄疸　　　　　　B.肝细胞性黄疸　　　　C.胆汁瘀积性黄疸

　　D.Gilbert 综合征　　　　E.核黄疸

6.下列药物易引起溶血性黄疸的是（　　　）。

　　A.氯丙嗪　　　　　　　　B.阿莫西林　　　　　　C.伯氨喹啉

　　D.红霉素　　　　　　　　E.氯霉素

7.下列不符合肝细胞性黄疸的实验室检查的是（　　　）。

　　A.血清中总胆红素增高　　B.血清结合胆红素增高

　　C.血清非结合胆红素增高　D.尿胆红素阴性

　　E.尿胆原阳性

8.有关黄疸的概念，错误的是（　　　）。

　　A.皮肤黏膜发黄即为黄疸

　　B.皮肤黏膜发黄不一定有黄疸

　　C.皮肤黏膜不黄不一定无黄疸

　　D.黄疸多见于肝胆疾病

　　E.胆汁淤积性黄疸可有皮肤瘙痒

9.黄疸病人问诊要点，下列最不重要的是（　　　）。

　　A.皮肤黄染的部位及色泽

B. 粪和尿的颜色

C. 是否伴有皮肤瘙痒

D. 有无肝、胆、胰及溶血性疾病史

E. 是否伴有咳嗽

10. 病人，女，56岁，全身黄疸，粪便呈白陶土色，下列疾病中最有可能的是（　　）。

A. 肝硬化　　　　　B. 溶血性贫血　　　　　C. 钩端螺旋体病

D. 胆总管阻塞　　　E. 急性肝炎

执助技能训练

执助技能考试评分标准：2.12 黄疸的问诊

【简要病史】病人，男，47岁，皮肤发黄伴食欲减退5天，门诊就诊。

【答题要求】请围绕以上简要病史，将询问的内容写在下方答题纸上。

（岳新荣）

任务 2.13　意识障碍

课件: 2.13 意识障碍

📝 **学习目标**

1.知识目标: 理解意识障碍的定义, 熟悉意识障碍的病因和临床表现, 记住意识障碍的问诊要点。

2.能力目标: 对意识障碍病人能快速判断病情轻重并找出病因, 能针对性问诊病人或知情人; 对不同类型的意识障碍进行探究分析, 不断提高临床思维能力。

3.素质目标: 培养严谨求实、团结协作的工作态度; 积极弘扬 "敬佑生命、救死扶伤、甘于奉献、大爱无疆" 的职业精神。

视频: 2.13 意识障碍的定义与病因

意识障碍 (disturbance of consciousness) 是指人对周围环境及自身状态的识别和觉察能力出现障碍。多由高级神经中枢功能活动受损所引起, 可表现嗜睡、意识模糊、昏睡甚至昏迷。

一、病因

（一）颅脑疾病

1.颅内感染性疾病　脑炎、脑膜炎、脑脓肿、脑型疟疾等。

2.脑血管病　脑缺血、脑出血、蛛网膜下腔出血、脑栓塞、脑血栓形成、高血压脑病等。

3.颅内占位性病变　脑肿瘤、脑转移瘤等。

4.颅脑损伤　脑震荡、脑挫裂伤、颅内血肿、颅骨骨折等。

5.癫痫。

（二）颅外疾病

1.急性重症感染　败血症、大叶性肺炎、中毒性菌痢、伤寒等。

2.心血管疾病　严重心律失常、心力衰竭、休克及心搏骤停等。

3.内分泌代谢障碍　尿毒症、肝性脑病、肺性脑病、甲状腺危象、甲状腺功能减退、糖尿病性昏迷、低血糖等。

4.水、电解质或酸碱平衡障碍　代谢性或呼吸性酸中毒、碱中毒; 血钠、血镁或血钙的过高或过低; 低磷血症。

5.外源性中毒　氰化物、有机磷杀虫药、一氧化碳、安眠药、酒精和吗啡等中毒。

6.物理性及缺氧性损害　中暑、高热或体温过低、日射病、电击、窒息、高山病等。

二、发生机制

脑缺血、缺氧、葡萄糖供给不足、酶代谢异常等因素可引起脑细胞代谢紊乱，从而导致网状结构功能损害和脑功能减退，均可产生意识障碍。意识由两个部分组成，即意识内容及其"开关"系统。意识内容即大脑皮质功能活动，包括记忆、思维、定向力和情感，还可通过视、听、语言和复杂运动等与外界保持紧密联系。意识状态的正常取决于大脑半球功能的完整性，急性广泛性大脑半球损害或半球向下移位压迫丘脑或中脑时，则可引起不同程度的意识障碍。意识的"开关"系统包括经典的感觉传导径路（特异性上行投射系统）及脑干网状结构（非特异性上行投射系统）。意识的"开关"系统可激活大脑皮质并使之维持一定水平的兴奋性，使机体处于觉醒状态，从而在此基础上产生意识内容。若"开关"系统存在不同部位与不同程度的损害，则可发生不同程度的意识障碍。

三、临床表现

根据意识障碍的程度不同，其临床表现亦不同。

（一）嗜睡

嗜睡是程度最轻的意识障碍，是一种病理性倦睡。病人陷入持续的睡眠状态，可被唤醒，并能正确回答和作出各种反应，当刺激去除后，很快又再入睡。

（二）意识模糊

意识模糊是意识水平轻度下降，较嗜睡为深的一种意识障碍。病人能保持简单的精神活动，但对时间、地点、人物的定向能力发生障碍。

（三）昏睡

昏睡是接近于人事不省的意识状态。病人处于熟睡状态，不易唤醒。在强烈刺激下（如压迫眶上神经，摇动病人身体等）可被唤醒，醒时答话含糊或答非所问，很快又再入睡。

（四）昏迷

昏迷是较严重的意识障碍，表现为意识持续的中断或完全丧失。按其程度不同可分为以下三个阶段。

1.轻度昏迷（浅昏迷）　随意活动消失，对声、光刺激无反应，对疼痛刺激尚可有痛苦表情或肢体退缩等防御反应。角膜反射、瞳孔对光反射、眼球运动、吞咽反射等可存在。

2.中度昏迷（中昏迷）　对周围事物及各种刺激均无反应，对于剧烈刺激可出现防御反射，角膜反射减弱，瞳孔对光反射迟钝，眼球无转动。

3.深度昏迷（深昏迷）　意识完全丧失，全身肌肉松弛，对各种刺激均无反应。深、浅反射均消失，眼球固定，瞳孔散大，血压异常，大小便失禁。

昏迷程度的判断见表2.4。

表2.4　昏迷程度的判断

项目	对疼痛反应	无意识动作	角膜反射	瞳孔对光反射	眼球运动	生命体征
浅昏迷	尚有反应	可有	存在	存在	可存在	无异常
中昏迷	强烈刺激可有反应	很少	减弱	迟钝	无转动	轻度异常
深昏迷	对所有刺激全无反应	无	消失	消失	眼球固定	明显异常

视频：2.13意识障碍的临床表现

（五）谵妄

谵妄是一种以兴奋性增高为主的高级神经中枢急性活动失调状态。在意识模糊的同时，伴有明显的精神运动兴奋，如躁动不安、感觉错乱（幻觉、错觉）、言语杂乱、抗拒喊叫等。可发生于急性感染的发热期间，也可见于某些药物中毒（如颠茄类药物中毒、急性酒精中毒）、代谢障碍（如肝性脑病）、循环障碍或中枢神经疾患等。由于病因不同，有些病人可以康复，有些病人可发展为昏迷状态。

四、问诊要点

（一）起病时间及形式

急性起病多考虑炎性、血管性、外伤性病变；慢性起病多考虑肿瘤性、慢性器官功能衰竭等。

（二）首发症状

如病人首发胸前区疼痛，继而出现意识障碍，多需考虑心源性疾病可能；如病人首发头痛，继而出现意识障碍，则考虑颅脑病变可能。

（三）发病环境

有无电击、中暑、低温等，有无服毒及毒物接触史。发病环境可有助于判断病因。

（四）既往病史

需注意询问病人有无心、肝、肾、肺等内脏慢性疾病及糖尿病、颅脑外伤、酒精中毒、精神病史及服药史等。

（五）伴随症状

1.伴发热　先发热后有意识障碍，常见于重症感染性疾病，如脑炎、脑膜炎等；先有意识障碍后发热，常见于脑出血、蛛网膜下腔出血、巴比妥类药物中毒等。

2.伴肢体瘫痪　常见于脑出血、脑血栓形成、脑栓塞、颅内占位性病变等。

3.伴血压改变　伴高血压可见于高血压脑病、脑血管疾病、尿毒症等；伴低血压可见于各种原因的休克。

4.伴瞳孔改变　瞳孔缩小多见于吗啡类、巴比妥类、有机磷杀虫药等中毒；瞳孔扩大多见于颠茄类、酒精、氰化物等中毒以及癫痫、低血糖状态等。

5.伴呼吸缓慢　多见于呼吸中枢受抑制，如吗啡、巴比妥类药物、有机磷杀虫药中毒、银环蛇咬伤等。

6.伴心动过缓　可见于颅内高压症、房室传导阻滞以及吗啡类、毒蕈等中毒。

7.伴皮肤黏膜改变　皮肤有出血点、瘀斑和紫癜等可见于严重感染或出血性疾病，口唇呈樱桃红色提示一氧化碳中毒。

8.伴脑膜刺激征　多见于脑膜炎、蛛网膜下腔出血、脑出血等。

9.伴呼吸气味异常　呼气有尿臭味，见于尿毒症；呼气有肝臭味，见于肝昏迷；呼气有酒味，见于酒精中毒；呼气有臭大蒜味，见于有机磷农药中毒；呼气有烂苹果味，见于糖尿病酮症酸中毒。

视频：2.13 意识障碍的问诊要点

📝 思维导图

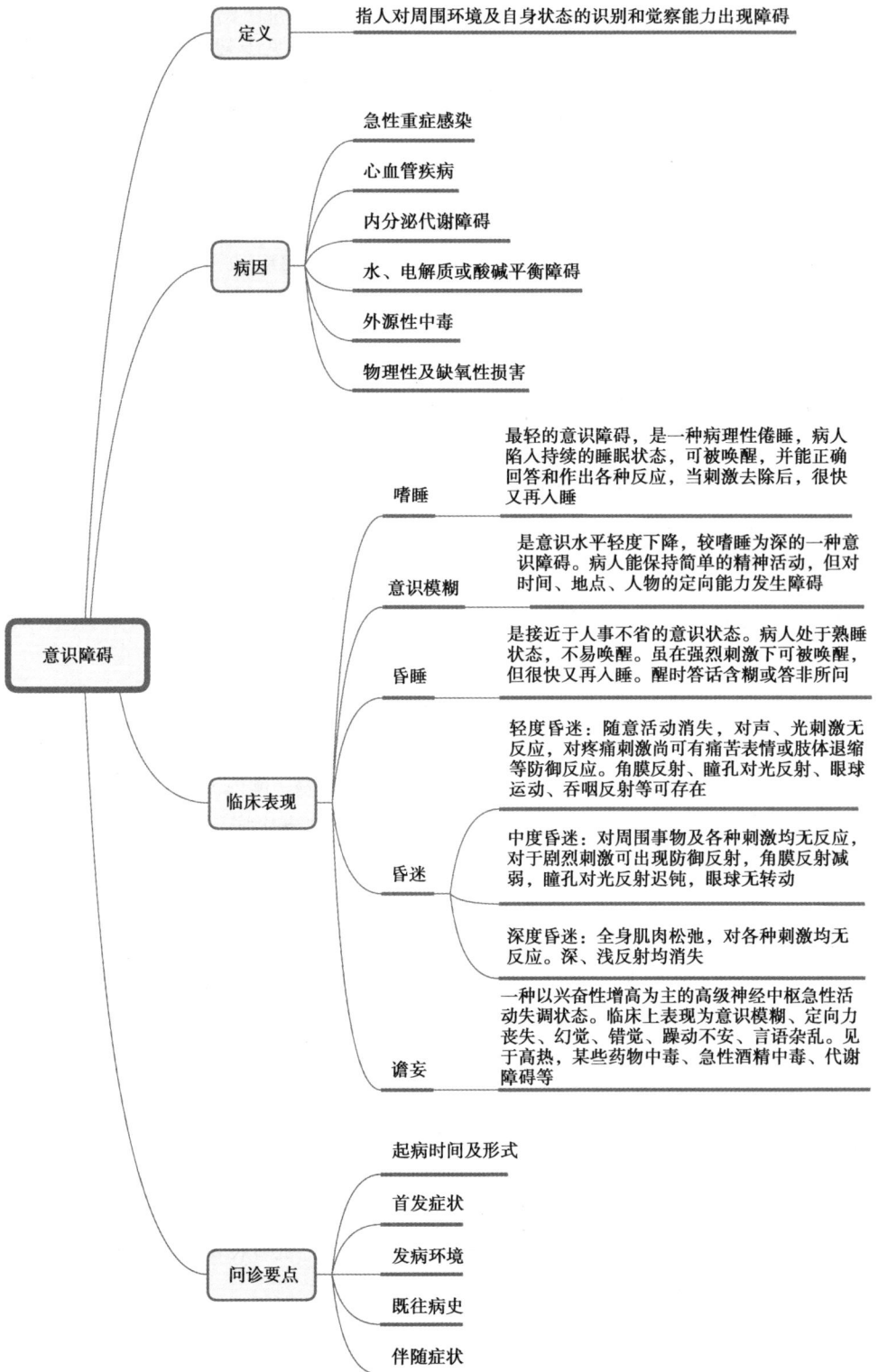

思维导图:
2.13 意识障碍

意识障碍

定义 —— 指人对周围环境及自身状态的识别和觉察能力出现障碍

病因
- 急性重症感染
- 心血管疾病
- 内分泌代谢障碍
- 水、电解质或酸碱平衡障碍
- 外源性中毒
- 物理性及缺氧性损害

临床表现

嗜睡 —— 最轻的意识障碍，是一种病理性倦睡，病人陷入持续的睡眠状态，可被唤醒，并能正确回答和作出各种反应，当刺激去除后，很快又再入睡

意识模糊 —— 是意识水平轻度下降，较嗜睡为深的一种意识障碍。病人能保持简单的精神活动，但对时间、地点、人物的定向能力发生障碍

昏睡 —— 是接近于人事不省的意识状态。病人处于熟睡状态，不易唤醒。虽在强烈刺激下可被唤醒，但很快又再入睡。醒时答话含糊或答非所问

昏迷
- 轻度昏迷：随意活动消失，对声、光刺激无反应，对疼痛刺激尚可有痛苦表情或肢体退缩等防御反应。角膜反射、瞳孔对光反射、眼球运动、吞咽反射等可存在
- 中度昏迷：对周围事物及各种刺激均无反应，对于剧烈刺激可出现防御反射，角膜反射减弱，瞳孔对光反射迟钝，眼球无转动
- 深度昏迷：全身肌肉松弛，对各种刺激均无反应。深、浅反射均消失

谵妄 —— 一种以兴奋性增高为主的高级神经中枢急性活动失调状态。临床上表现为意识模糊、定向力丧失、幻觉、错觉、躁动不安、言语杂乱。见于高热，某些药物中毒、急性酒精中毒、代谢障碍等

问诊要点
- 起病时间及形式
- 首发症状
- 发病环境
- 既往病史
- 伴随症状

考点达标练习

单选题

1.中度昏迷与深昏迷最有价值的鉴别是（　　　）。

　　A.各种刺激无反应　　　　　　B.不能唤醒　　　　　　C.无自主运动

　　D.深、浅反射均消失　　　　　E.大小便失禁

2.意识障碍伴瞳孔缩小，可见于（　　　）。

　　A.颠茄类中毒　　　　　　　　B.有机磷农药中毒　　　C.酒精中毒

　　D.氰化物中毒　　　　　　　　E.癫痫

3.下列符合昏睡定义的是（　　　）。

　　A.不能被唤醒　　　　　　　　B.不能回答问题　　　　C.回答问题模糊

　　D.角膜反射消失　　　　　　　E.眼球无转动

4.轻度昏迷表现为（　　　）。

　　A.病人处于熟睡状态，不易唤醒　B.角膜反射、眼球运动存在

　　C.吞咽反射消失　　　　　　　D.瞳孔对光反应消失

　　E.对疼痛刺激无肢体退缩等防御反应

5.意识模糊表现为（　　　）。

　　A.眼球无转动　　　　　　　　B.意识大部分丧失，无自主运动

　　C.接近于人事不省的状态　　　D.角膜反射消失

　　E.对时间、地点、人物的定向能力发生障碍

6.瞳孔对光反射迟钝，眼球无转动的是（　　　）。

　　A.意识模糊　　　　　　　　　B.昏睡　　　　　　　　C.轻度昏迷

　　D.中度昏迷　　　　　　　　　E.深度昏迷

7.先发热后有意识障碍，可见于（　　　）。

　　A.脑出血　　　　　　　　　　B.脑血栓形成　　　　　C.蛛网膜下腔出血

　　D.巴比妥类药物中毒　　　　　E.败血症

8.先有意识障碍后有发热，可见于（　　　）。

　　A.败血症　　　　　　　　　　B.中毒性菌痢　　　　　C.伤寒

　　D.斑疹伤寒　　　　　　　　　E.脑出血

9.意识障碍伴口唇呈樱桃红色，提示（　　　）。

　　A.酒精中毒　　　　　　　　　B.有机磷杀虫药中毒

　　C.颅内高压症　　　　　　　　D.一氧化碳中毒

　　E.巴比妥类药物中毒

10.病人，男，58岁，突然出现剧烈头痛、呕吐，随后出现意识障碍，表现为意识大部分丧失，无自主运动，对声、光刺激无反应，对疼痛刺激尚可出现痛苦的表情，角膜反射、眼球运动存在。病人意识障碍程度为（　　　）。

　　A.嗜睡　　　　　　　　　　　B.昏睡　　　　　　　　C.轻度昏迷

D. 中度昏迷   E. 重度昏迷

11.病人，男，30岁，头部外伤后处于熟睡状态，不易唤醒，虽在强烈刺激下可被唤醒，但醒时答话含糊或答非所问，且很快又入睡。病人意识障碍程度为（   ）。

  A. 嗜睡   B. 意识模糊   C. 昏睡

  D. 轻度昏迷   E. 中度昏迷

12.谵妄状态的主要特征为（   ）。

  A. 意识障碍，且昼轻夜重   B. 以神经中枢兴奋性增高为主

  C. 记忆减退   D. 错觉   E. 注意涣散

执助技能训练

【简要病史】病人，女，59岁，既往有糖尿病史10年，因神志不清伴全身出汗1小时，急诊就诊。

【答题要求】请围绕以上简要病史，将询问的内容写在下方答题纸上。

（王丹）

任务 2.14　心悸

学习目标

　　1.知识目标：理解心悸的定义，熟悉心悸的病因，记住心悸的问诊要点。

　　2.能力目标：能独立面对心悸病人进行问诊，逐步提高语言沟通能力和问诊能力，能对心悸的病因进行探究分析，不断提高临床思维能力。

　　3.素质目标：勤于实践，反复练习。态度友善、语言通俗易懂、关心尊重病人。积极弘扬"敬佑生命、救死扶伤、甘于奉献、大爱无疆"的职业精神。

　　心悸（palpitation）是一种自觉心脏跳动或心慌的不适感。心悸时，心率可快、可慢，也可有心律失常，心率和心律正常者亦可出现心悸。心悸多由心脏病变引起，但某些器质性心脏病可无心悸，而健康人和神经症者也可出现心悸。因此，心悸与心脏疾病并无必然关系。

一、发生机制

　　心悸的发生机制尚未完全清楚，一般认为，心脏活动过度是心悸发生的基础，常与心率和心搏出量改变有关。

　　1.血流动力学改变　器质性心脏病出现心室肥大，心肌收缩力增强，心搏出量增加，心脏搏动增强产生心悸。某些疾病因代谢增强或交感神经兴奋性增高，致心率加快，心脏搏动增强而引起心悸。

　　2.心律失常　心动过速时，由于舒张期缩短，心室充盈量减少，收缩期心室内压力上升速率增快，使心室肌与心瓣膜的紧张度突然增加而产生心悸。心动过缓时，舒张期延长，心室充盈量增加，心肌收缩力代偿性增强而导致心悸。期前收缩时，于一个较长的间歇之后的心室收缩，强而有力，引起心悸，加之提前的心脏搏动距前一次心脏搏动间歇较短，似连续心跳，也会感到心悸。

　　3.神经体液调节　心力衰竭时，交感神经兴奋性增强，去甲肾上腺素分泌增多，心肌收缩力增强，心率增快，引起心悸；心力衰竭病人由于心排血量降低，肾血流减少，肾素-血管紧张素-醛固酮系统被激活，心肌收缩力增强引起心悸。

　　4.神经精神因素　心脏本身无器质性病变，心悸是由自主神经功能紊乱引起的，在焦虑、紧张、情绪激动及注意力集中时更易出现。

二、病因与临床表现

（一）心脏搏动增强

1.生理性 临床特点为持续时间较短，可伴胸闷，诱因去除后恢复正常。见于：健康人在剧烈运动、精神过度紧张或情绪激动时；喝浓茶、咖啡或大量饮酒后；应用某些药物后，如肾上腺素、甲状腺素、麻黄碱、咖啡因、阿托品等。

2.病理性 临床特点为持续时间较长，可反复发作，常伴有胸闷、气短、心前区疼痛及晕厥等心脏病表现。常见于某些器质性心脏病及其他引起心脏搏动增强的疾病。

（1）引起心室肥大的器质性心脏病：如高血压性心脏病、二尖瓣关闭不全、主动脉瓣关闭不全、室间隔缺损、动脉导管未闭、原发性心肌病、脚气性心脏病等，均可引起不同程度的心室肥大，心脏搏动增强，出现心悸。

（2）其他引起心脏搏动增强的疾病：①甲状腺功能亢进症及高热：由基础代谢率增高，导致心率加快。②贫血：血红蛋白减少，血液携氧量减少，器官及组织缺氧，机体为保证氧的供应，通过增加心率来代偿，引起心悸。③发热：此时基础代谢率增高，心率加快、心排血量增加，也可引起心悸。④低血糖症、嗜铬细胞瘤：可引起肾上腺素释放增多，心率加快，也可发生心悸。

（二）心律失常

心动过速（如窦性心动过速、阵发性室上性或室性心动过速等）、心动过缓（如二、三度房室传导阻滞、窦性心动过缓或病态窦房结综合征等）、期前收缩、心房扑动或颤动等均可引起心悸。

（三）心脏神经症

心脏本身并无器质性病变，由自主神经功能紊乱引起，多见于青中年女性。临床上除心悸外，常有心前区隐痛或刺痛，叹气样呼吸以及头晕、头痛、耳鸣、疲乏、失眠、记忆力减退等神经衰弱的表现，且在焦虑、情绪激动等情况下更易发生。

（四）β - 受体亢进综合征

与自主神经功能紊乱有关，除有心悸及上述表现外，还可有心电图改变，如ST段轻度下移及T波平坦或倒置，易与心脏器质性病变相混淆，但在应用普奈洛尔后心电图可恢复正常，提示其为功能性改变。

（五）其他

各种原因引起的心力衰竭均可出现心悸。更年期综合征在绝经期前后，出现一系列内分泌与自主神经功能紊乱症状，心悸也是其中一个症状。胸腔大量积液、高原病、胆心综合征等，也可出现心悸。

三、问诊要点

1.病因、诱因及相关病史 有无心脏病、内分泌疾病、贫血、神经症等病史，有无饮酒、喝浓茶、咖啡及应用某些药物（如肾上腺素、甲状腺素等）情况，有无精神刺激史。

2.发作时间、频率及病程。

3.诊疗过程及疗效。

4.伴随症状

（1）伴心前区疼痛：见于冠状动脉粥样硬化性心脏病、心肌炎、心包炎，亦可见

于心脏神经症等。

（2）伴呼吸困难：见于心力衰竭、重症贫血、急性心肌梗死、心肌炎、心包炎等。

（3）伴发热：见于急性传染病、心肌炎、心包炎、感染性心内膜炎及风湿热等。

（4）伴食欲亢进、消瘦、出汗：见于甲状腺功能亢进症。

（5）伴晕厥或抽搐：见于高度房室传导阻滞、心室颤动或阵发性室性心动过速、病态窦房结综合征等。

思维导图

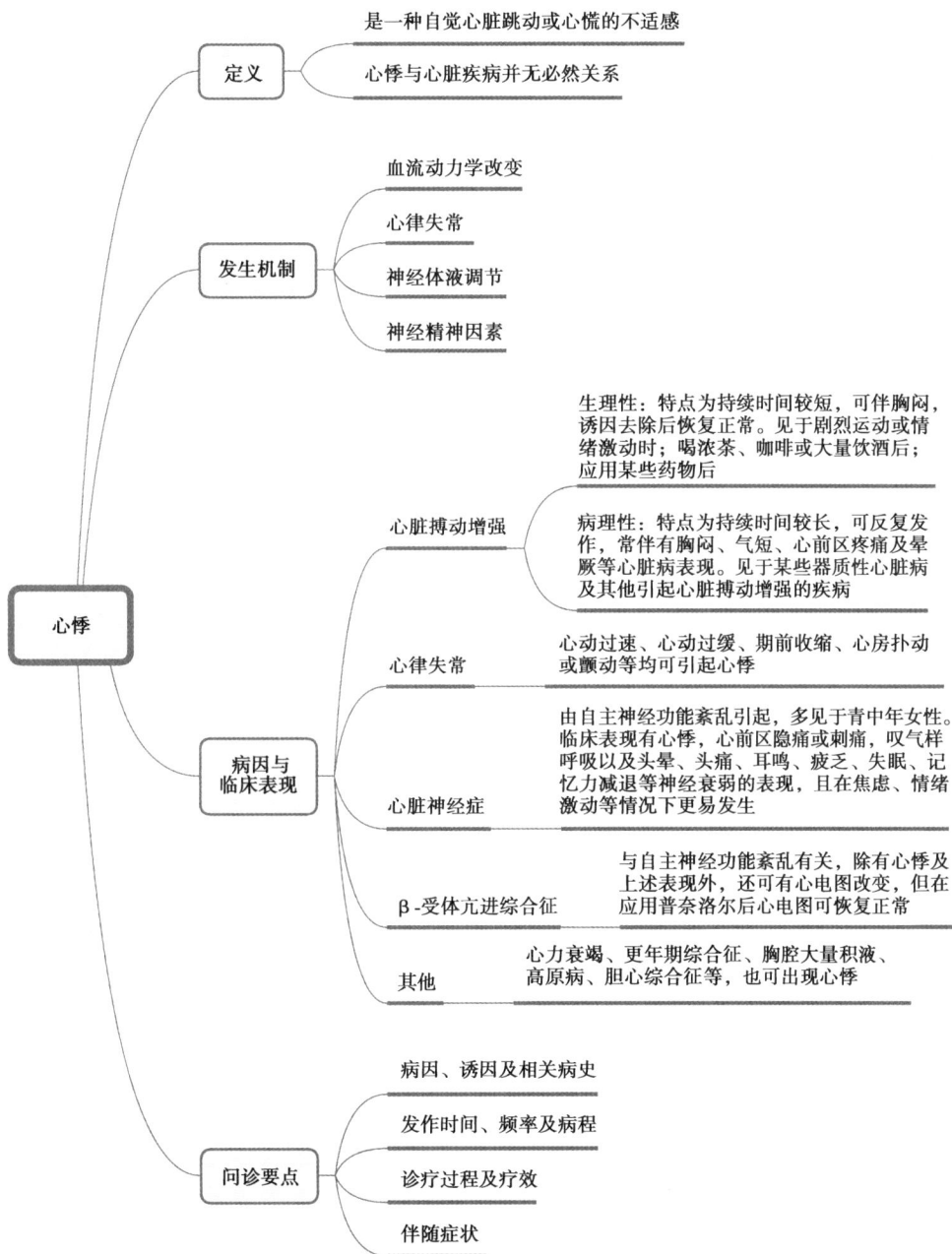

思维导图：
2.14 心悸

心悸

- **定义**
  - 是一种自觉心脏跳动或心慌的不适感
  - 心悸与心脏疾病并无必然关系

- **发生机制**
  - 血流动力学改变
  - 心律失常
  - 神经体液调节
  - 神经精神因素

- **病因与临床表现**
  - 心脏搏动增强
    - 生理性：特点为持续时间较短，可伴胸闷，诱因去除后恢复正常。见于剧烈运动或情绪激动时；喝浓茶、咖啡或大量饮酒后；应用某些药物后
    - 病理性：特点为持续时间较长，可反复发作，常伴有胸闷、气短、心前区疼痛及晕厥等心脏表现。见于某些器质性心脏病及其他引起心脏搏动增强的疾病
  - 心律失常
    - 心动过速、心动过缓、期前收缩、心房扑动或颤动等均可引起心悸
  - 心脏神经症
    - 由自主神经功能紊乱引起，多见于青中年女性。临床表现有心悸，心前区隐痛或刺痛，叹气样呼吸以及头晕、头痛、耳鸣、疲乏、失眠、记忆力减退等神经衰弱的表现，且在焦虑、情绪激动等情况下更易发生
  - β-受体亢进综合征
    - 与自主神经功能紊乱有关，除有心悸及上述表现外，还可有心电图改变，但在应用普奈洛尔后心电图可恢复正常
  - 其他
    - 心力衰竭、更年期综合征、胸腔大量积液、高原病、胆心综合征等，也可出现心悸

- **问诊要点**
  - 病因、诱因及相关病史
  - 发作时间、频率及病程
  - 诊疗过程及疗效
  - 伴随症状

? 考点达标练习

单选题

1.下列说法错误的是（　　　）。

　　A.心悸时，心率可快、可慢，也可正常

　　B.心率和心律正常者亦可出现心悸

　　C.心悸多由心脏病变引起

　　D.健康人和神经症者也可出现心悸

　　E.有心悸一定有心脏疾病

2.心脏神经症可有心悸，下列说法错误的是（　　　）。

　　A.心脏神经症多见于青中年男性

　　B.心脏本身并无器质性病变

　　C.由自主神经功能紊乱所引起

　　D.临床上除心悸外，常有心前区隐痛或刺痛，叹气样呼吸等神经衰弱的表现

　　E.在焦虑、情绪激动等情况下更易发生

3.心悸病人在就诊时最常见的主诉为（　　　）。

　　A.心脏部位有跳动感

　　B.自觉心脏明显跳动或自觉心慌

　　C.胸部有节奏的起伏感

　　D.心里有恐惧感

　　E.心脏有瞬间针刺感

4.心悸伴食欲亢进、消瘦及多汗可见于（　　　）。

　　A.心肌炎　　　　　　　B.心包炎　　　　　　　C.甲状腺功能亢进

　　D.甲状腺功能减退　　　E.心脏神经官能症

5.心悸伴心前区持续疼痛可见于（　　　）。

　　A.急性心肌梗死　　　　B.窦性心律不齐　　　　C.心力衰竭

　　D.窦性心动过速　　　　E.阵发性室上性心动过速

💬 执助技能训练

【简要病史】病人，男，58岁，心悸1天，门诊就诊。

【答题要求】请围绕以上简要病史，将询问的内容写在下方答题纸上。

_____

_____

_____

（何荣华）

任务 2.15 发绀

学习目标

1.知识目标：理解发绀的定义，熟悉不同病因引起的发绀特点，记住发绀的问诊要点。

2.能力目标：能独立面对发绀病人进行问诊，逐步提高语言沟通技巧和问诊能力，能对发绀的特点与病因进行探究分析，不断提高临床思维能力。

3.素质目标：勤于实践，反复练习。态度友善、语言通俗易懂、关心尊重病人。积极弘扬"敬佑生命、救死扶伤、甘于奉献、大爱无疆"的职业精神。

发绀（cyanosis）是指血液中还原血红蛋白增多或存在异常血红蛋白衍生物，使皮肤和黏膜呈青紫色，也可称为紫绀。常发生在皮肤较薄、色素较少和毛细血管较丰富的部位，如口唇、指（趾）、甲床等。

一、病因、分类与临床表现

根据发绀的病因不同，可分为以下类型：

（一）血液中还原血红蛋白增加（真性发绀）

1.中心性发绀　此类发绀的特点表现为全身性，除四肢及颜面外，也累及躯干和黏膜的皮肤，但发绀部位的皮肤是温暖的。发绀的原因多为心、肺疾病引起呼吸功能衰竭、通气与换气功能障碍、肺氧合作用不足导致SaO_2降低。一般可分为肺性发绀和心性发绀：

（1）肺性发绀：由呼吸功能不全、肺氧合作用不足所致。常见于各种严重的呼吸系统疾病，如喉或气管或支气管的阻塞、肺炎、阻塞性肺气肿、弥漫性肺间质纤维化、肺淤血、肺水肿、原发性肺动脉高压、急性呼吸窘迫综合征、肺栓塞等。

（2）心性发绀：由于心与大血管之间有异常通道，部分静脉血未经肺内氧合即经异常通道分流入体循环，如分流量超过心排出量的1/3，即可出现发绀。常见于发绀型先天性心脏病，如Fallot四联症、Eisenmenger综合征等。

2.周围性发绀　此类发绀常由周围循环障碍所致。其特点表现为：发绀常出现在肢体的末端与下垂部位，发绀部位的皮肤是冰冷的，但若给予按摩或加温，使皮肤转暖，发绀可消退。此特点可作为与中心性发绀的鉴别点。周围性发绀可分为：①淤血性周围性发绀：常见于引起体循环淤血、周围血流缓慢的疾病，如右心衰竭、渗出性心包炎心包压塞、缩窄性心包炎、血栓性静脉炎、上腔静脉阻塞综合征、下肢静脉曲张等；②缺血性周围性发绀：常见于引起心排出量减少的疾病和局部血流障碍性疾病，如严重休克、暴露于寒冷中和血栓闭塞性脉管炎、雷诺病、肢端发绀症等。

3.混合性发绀　中心性发绀与周围性发绀同时存在，如全心衰竭等。

（二）血液中存在异常血红蛋白衍生物

1.高铁血红蛋白血症　后天获得性高铁血红蛋白血症是由各种化学物质或药物中毒引起血红蛋白分子中二价铁被三价铁所取代，致使失去与氧结合的能力。当血中高铁血红蛋白量达到30 g/L时可出现发绀。常见于苯胺、硝基苯、伯氨喹、亚硝酸盐、磺胺类等中毒所致的发绀。其特点是发绀突然出现，抽出的静脉血呈深棕色，即使给予氧疗发绀也不能改善，只有给予静脉注射亚甲蓝或大量维生素C，发绀方可消退，用分光镜检查可证实血中高铁血蛋白存在。由于大量进食含亚硝酸盐的变质蔬菜面引起的中毒性高铁血红蛋白血症，也可出现发绀，称"肠源性青紫症"。先天性高铁血红蛋白血症是指自幼即有发绀，而无心、肺疾病及引起异常血红蛋白的其他原因，通常有家族史，身体一般状况较好。

2.硫化血红蛋白血症　为后天获得性。服用某些含硫药物或化学物后，使血液中硫化血红蛋白达到5 g/L即可发生发绀。一般认为，本病病人须同时有便秘或服用含硫药物在肠内形成大量硫化氢为先决条件。发绀的特点是持续时间长，可达数月以上，血液呈蓝褐色，分光镜检查可证明有硫化血红蛋白的存在。

图片：2.15 发绀

二、问诊要点

（一）发病年龄与性别

自出生或幼年即出现发绀者，常见于发绀型先天性心脏病，或先天性高铁血红蛋白血症。特发性阵发性高铁血红蛋白血症可见于育龄女性，且发绀出现多与月经周期有关。

（二）发绀部位及特点

询问发绀是全身性的还是局部的，发绀部位的皮肤是温暖的还是冰凉的，发绀是突然出现的还是逐渐加重的，可用于判断发绀的类型和病因。

（三）病因诱因及相关病史

询问有无心脏和肺部疾病症状，如心悸、胸痛、气促、咳嗽、呼吸困难等。急性起病又无心肺疾病表现的发绀，须询问有无摄入相关药物、化学物品、变质蔬菜以及在有便秘的情况下服用含硫化物病史。

（四）伴随症状

1.伴呼吸困难　常见于重症心、肺疾病及急性呼吸道梗阻、大量气胸等，而高铁血红蛋白血症虽有明显发绀，但一般无呼吸困难。

2.伴杵状指（趾）　提示病程较长。主要见于发绀型先天性心脏病及某些慢性肺部疾病。

3.伴意识障碍　主要见于某些药物或化学物质中毒、休克、急性肺部感染或急性心、肺功能衰竭等。

📝 思维导图

思维导图:
2.15 发绀

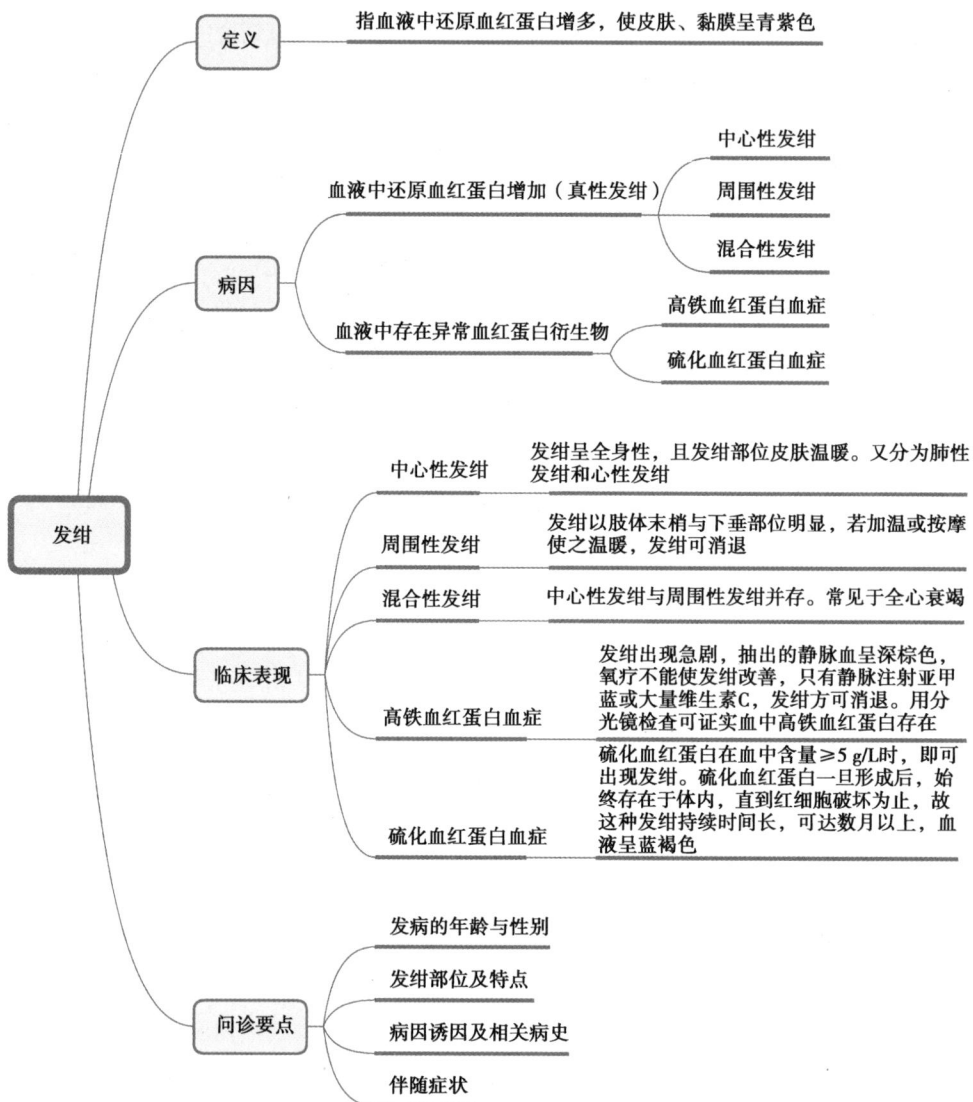

发绀
- 定义 —— 指血液中还原血红蛋白增多，使皮肤、黏膜呈青紫色
- 病因
  - 血液中还原血红蛋白增加（真性发绀）
    - 中心性发绀
    - 周围性发绀
    - 混合性发绀
  - 血液中存在异常血红蛋白衍生物
    - 高铁血红蛋白血症
    - 硫化血红蛋白血症
- 临床表现
  - 中心性发绀 —— 发绀呈全身性，且发绀部位皮肤温暖。又分为肺性发绀和心性发绀
  - 周围性发绀 —— 发绀以肢体末梢与下垂部位明显，若加温或按摩使之温暖，发绀可消退
  - 混合性发绀 —— 中心性发绀与周围性发绀并存。常见于全心衰竭
  - 高铁血红蛋白血症 —— 发绀出现急剧，抽出的静脉血呈深棕色，氧疗不能使发绀改善，只有静脉注射亚甲蓝或大量维生素C，发绀方可消退。用分光镜检查可证实血中高铁血红蛋白存在
  - 硫化血红蛋白血症 —— 硫化血红蛋白在血中含量≥5 g/L时，即可出现发绀。硫化血红蛋白一旦形成后，始终存在于体内，直到红细胞破坏为止，故这种发绀持续时间长，可达数月以上，血液呈蓝褐色
- 问诊要点
  - 发病的年龄与性别
  - 发绀部位及特点
  - 病因诱因及相关病史
  - 伴随症状

❓ 考点达标练习

单选题

1.下列关于发绀的描述,错误的是 (　　)。

　　A.重度贫血,有时较难发现发绀

　　B.发绀是由血液中还原血红蛋白绝对含量增多所致

　　C.发绀是由血液中存在异常血红蛋白衍生物所致

　　D.某些药物或化学物质中毒可引起发绀

　　E.高铁血红蛋白血症引起的发绀,经氧疗青紫可改善

2.下列关于发绀的描述,错误的是 (　　)。

　　A.发绀是指血液中还原血红蛋白增多或存在异常血红蛋白衍生物,使皮肤和
　　　黏膜呈青紫色

　　B.当血中高铁血红蛋白量达到 30 g/L 时可出现发绀

　　C.中心性发绀可分为肺性发绀和心性混合性发绀

　　D.血液中硫化血红蛋白达到 5 g/L 即可发生发绀

　　E.全心衰竭所致的发绀属于周围性发绀

3.病人,男,56岁,有多年烟史,慢性咳嗽咳痰20年,现又呼吸困难,全身发
绀,发绀部位皮肤温暖,最可能的疾病是 (　　)。

　　A.急性肺炎　　　　　　　B.发绀型先天性心脏病　　　　　C.慢性心肺疾病

　　D.亚硝酸盐中毒　　　　　E.缩窄性心包炎

4.下列不可能出现周围性发绀的是 (　　)。

　　A.皮肤发凉

　　B.躯干发绀

　　C.发绀在肢体的末端和下垂部分

　　D.休克

　　E.加温可使发绀消失

5.形成发绀最主要的原因是 (　　)。

　　A.黑色素增多　　　　　　B.血红蛋白增多　　　　　　　　C.还原血红蛋白增多

　　D.氧合血红蛋白增多　　　E.血红蛋白含量过低

6.下列哪种疾病出现的发绀不是肺性发绀? (　　)

　　A.阻塞性肺气肿　　　　　B.弥漫性肺间质纤维化　　　　　C.肺水肿

　　D.气胸　　　　　　　　　E.严重休克

7.发绀伴杵状指,可见于 (　　)。

　　A.Fallot 四联症　　　　　B.气胸　　　　　　　　　　　　C.胸腔积液

　　D.肺炎　　　　　　　　　E.休克

8.当毛细血管血液的还原血红蛋白含量达到 (　　) 时,可出现发绀。

　　A.>70 g/L　　　　　　　B.>60 g/L　　　　　　　　　　C.>50 g/L

　　D.>40 g/L　　　　　　　E.>30 g/L

9.发绀可伴有呼吸困难,下列哪种疾病除外?（　　）。

    A.气胸　　　　　　　　B.高铁血红蛋白血症　　　　　C.阻塞性肺气肿

    D.大量胸腔积液　　　　E.弥漫性肺间质纤维化

10.高铁血红蛋白血症所致发绀的特点不包括（　　）。

    A.发绀症状重　　　　　B.起病急　　　　　　　　　　　C.氧疗有效

    D.静脉血呈深棕色　　　E.与进食大量含亚硝酸盐食物有关

11.观察发绀的常用部位不包括（　　）。

    A.口唇　　　　　　　　B.甲床　　　　　　　　　　　　C.肢端

    D.耳郭　　　　　　　　E.腹部

12.下列哪种疾病所致的发绀为混合性发绀?（　　）

    A.下肢静脉曲张　　　　B.慢性阻塞性肺疾病　　　　　　C.全心衰竭

    D.缩窄性心包炎　　　　E.硫化血红蛋白血症

13.血液中高铁血红蛋白达到（　　）时,可出现发绀。

    A.≥50 g/L　　　　　　B.≥30 g/L　　　　　　　　　　C.≥60 g/L

    D.≥20 g/L　　　　　　E.≥5 g/L

📑 执助技能训练

【简要病史】病人,男,12岁,突发呼吸困难、发绀半小时,急诊入院。

【答题要求】请围绕以上简要病史,将应询问的内容写在下方答题纸上。

（何荣华）

任务 2.16　恶心与呕吐

课件: 2.16恶心与
呕吐

视频: 2.16恶心与
呕吐

学习目标

1.知识目标: 理解恶心、呕吐的定义, 熟悉恶心、呕吐的病因, 记住恶心、呕吐的问诊要点。

2.能力目标: 能独立面对恶心、呕吐病人进行问诊, 逐步提高语言沟通技巧和问诊能力, 能对恶心、呕吐的病因进行探究分析, 不断提高临床思维能力。

3.素质目标: 不畏困难, 大胆尝试, 勤于实践, 反复练习。态度友善、语言通俗易懂、关心尊重病人。积极弘扬"敬佑生命、救死扶伤、甘于奉献、大爱无疆"的职业精神。

恶心 (nausea)、呕吐 (vomiting) 是临床常见症状。恶心为上腹部不适和紧迫欲吐的感觉。可伴有迷走神经兴奋的症状, 如皮肤苍白、出汗、流涎、血压降低及心动过缓等, 常为呕吐的前奏。一般恶心后随之呕吐, 但也可仅有恶心而无呕吐, 或仅有呕吐而无恶心。呕吐是通过胃的强烈收缩迫使胃或部分小肠的内容物经食管、口腔而排出体外的现象。二者均为复杂的反射动作, 可由多种原因引起。

一、病因

(一)反射性呕吐

1.咽部受到刺激　如吸烟、剧咳、鼻咽部炎症或溢脓等。

2.胃、十二指肠疾病　胃肠炎、消化性溃疡、功能性消化不良、急性胃扩张或幽门梗阻、十二指肠壅滞症等。

3.肠道疾病　急性阑尾炎、各型肠梗阻、急性出血坏死性肠炎、腹型过敏性紫癜等。

4.肝、胆、胰疾病　急性肝炎、肝硬化、肝淤血、胆囊炎或胰腺炎等。

5.腹膜及肠系膜疾病　如急性腹膜炎。

6.其他疾病　如肾输尿管结石、急性肾盂肾炎、急性盆腔炎、异位妊娠破裂等。

急性心肌梗死早期、心力衰竭、青光眼、屈光不正等亦可出现恶心、呕吐。

（二）中枢性呕吐

1.神经系统疾病　①颅内感染及颅内血管病变，如各种脑炎、脑膜炎、脑脓肿、脑出血、脑栓塞、脑血栓形成、高血压脑病及偏头痛等。②颅脑损伤，如脑挫裂伤或颅内血肿。

2.全身性疾病　尿毒症、肝昏迷、糖尿病酮症酸中毒、甲亢危象、甲状旁腺危象、肾上腺皮质功能不全、低血糖、低钠血症及早孕反应均可引起呕吐。

3.药物　如某些抗生素、抗癌药、洋地黄、吗啡等可因兴奋呕吐中枢而致呕吐。

4.中毒　乙醇、重金属、一氧化碳、有机磷农药、鼠药等中毒均可引起呕吐。

5.精神因素　胃神经症、癔症、神经性厌食等。

（三）前庭障碍性呕吐

凡呕吐伴有听力障碍、眩晕等耳科症状者，需考虑前庭障碍性呕吐。常见疾病有迷路炎，是化脓性中耳炎的常见并发症；梅尼埃病为突发性的旋转性眩晕伴恶心呕吐；晕动病一般在航空、乘船和乘车时发生。

二、发生机制

呕吐是一个复杂的反射动作，其过程可分为三个阶段，即恶心、干呕和呕吐。恶心时，胃张力和蠕动减弱，十二指肠张力增强，可伴或不伴有十二指肠液反流；干呕时，胃上部放松而胃窦部短暂收缩；呕吐时，胃窦部持续收缩，贲门开放，腹肌收缩，腹压增加，迫使胃内容物急速而猛烈地从胃反流，经食管、口腔而排出体外。

呕吐中枢位于延髓，有两个功能不同的机构：①神经反射中枢，即呕吐中枢位于延髓外侧网状结构的背部，接收来自消化道、大脑皮质、内耳前庭、冠状动脉以及化学感受器触发带的传入冲动，直接支配呕吐的动作；②化学感受触发带，位于延髓第四脑室的底面，接受各种外来的化学物质或药物（如洋地黄）及内生代谢产物（如感染、酮中毒、尿毒症等）的刺激，并由此引发出神经冲动，传至呕吐中枢再引起呕吐。

三、问诊要点

（一）呕吐的时间

晨起呕吐，常见于早期妊娠、肾衰竭、鼻窦炎等。晚上或夜间呕吐，常见于幽门梗阻。

（二）呕吐与进食的关系

进食过程中或餐后即刻呕吐，可能为幽门管溃疡或精神性呕吐；餐后1小时以上呕吐称为延迟性呕吐，提示胃张力下降或胃排空延迟；餐后较久或数餐后呕吐，见于幽门梗阻；餐后不久呕吐，特别是集体发病者，多由食物中毒引起。

（三）呕吐的特点

非喷射性呕吐，恶心不明显，吐后又可进食，长期反复发作而营养状态不受影响，多为神经症所致。喷射状呕吐则多为颅内高压性疾病。

（四）呕吐物的性质

带发酵腐败气味提示胃潴留；带粪臭味提示低位肠梗阻；不含胆汁说明梗阻平面多在十二指肠乳头以上，含多量胆汁则提示在此平面以下；含有大量酸性液体者多见于胃泌素瘤或十二指肠溃疡，而无酸味者可能为贲门狭窄或幽门失弛缓症所致；上消化道出血常呈咖啡渣样呕吐物。

（五）呕吐的起病及相关病史

起病急或缓，发作与体位、进食、药物、精神因素、咽部刺激等有无关，加重与缓解的因素。有无酗酒史、晕车晕船史，以往有无同样的发作史，有无腹部手术史，女性病人的月经史等，同时注意询问诊治情况。

（六）伴随症状

1.伴腹痛、腹泻　多见于急性胃肠炎或细菌性食物中毒、霍乱、副霍乱及各种原因的急性中毒。

2.伴右上腹痛及发热、寒战或黄疸　应考虑胆囊炎或胆石症。

3.伴头痛及喷射性呕吐　常见于颅内高压症或青光眼。

4.伴眩晕、眼球震颤　见于前庭器官疾病。

5.药物不良反应　应用某些药物，如抗生素与抗癌药物。

6.伴停经史　已婚育龄妇女早晨呕吐者应注意早孕。

📝 **思维导图**

思维导图：
2.16 恶心与呕吐

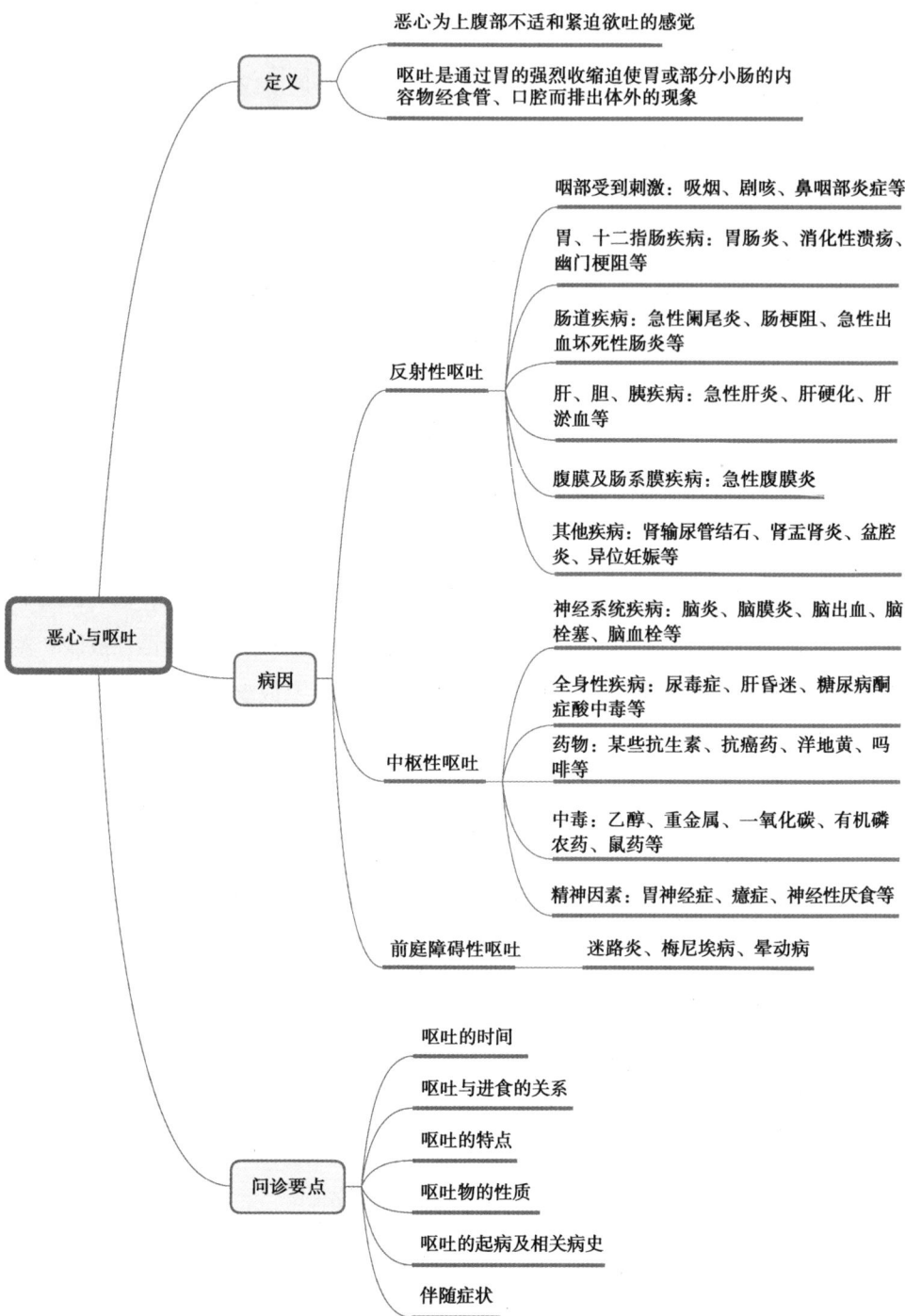

定义
- 恶心为上腹部不适和紧迫欲吐的感觉
- 呕吐是通过胃的强烈收缩迫使胃或部分小肠的内容物经食管、口腔而排出体外的现象

恶心与呕吐

病因

反射性呕吐
- 咽部受到刺激：吸烟、剧咳、鼻咽部炎症等
- 胃、十二指肠疾病：胃肠炎、消化性溃疡、幽门梗阻等
- 肠道疾病：急性阑尾炎、肠梗阻、急性出血坏死性肠炎等
- 肝、胆、胰疾病：急性肝炎、肝硬化、肝淤血等
- 腹膜及肠系膜疾病：急性腹膜炎
- 其他疾病：肾输尿管结石、肾盂肾炎、盆腔炎、异位妊娠等

中枢性呕吐
- 神经系统疾病：脑炎、脑膜炎、脑出血、脑栓塞、脑血栓等
- 全身性疾病：尿毒症、肝昏迷、糖尿病酮症酸中毒等
- 药物：某些抗生素、抗癌药、洋地黄、吗啡等
- 中毒：乙醇、重金属、一氧化碳、有机磷农药、鼠药等
- 精神因素：胃神经症、癔症、神经性厌食等

前庭障碍性呕吐
- 迷路炎、梅尼埃病、晕动病

问诊要点
- 呕吐的时间
- 呕吐与进食的关系
- 呕吐的特点
- 呕吐物的性质
- 呕吐的起病及相关病史
- 伴随症状

❓ 考点达标练习

单选题

1.呕吐大量隔夜宿食，可见于（　　　　）。

　　A.急性胃炎　　　　　　　B.慢性胃炎　　　　　　　C.消化性溃疡

　　D.急性肝炎　　　　　　　E.幽门梗阻

2.呕吐伴头痛及瞳孔改变，可见于（　　　　）

　　A.急性胃肠炎　　　　　　B.颅内高压　　　　　　　C.早孕

　　D.迷路炎　　　　　　　　E.幽门梗阻

3.直接作用于延髓第四脑室底侧的化学感受器触发带，引起呕吐的是（　　　　）。

　　A.急性胃肠炎　　　　　　B.急性腹膜炎　　　　　　C.洋地黄中毒

　　D.迷路炎　　　　　　　　E.急性阑尾炎

4.胃泌素瘤可见的临床表现是（　　　　）。

　　A.呕吐物带发酵腐败气味　B.呕吐物带粪臭味　　　　C.呕吐物不含胆汁

　　D.呕吐物有大量胆汁　　　E.呕吐物含有大量酸性液体

5.呕吐物含多量胆汁，提示梗阻平面在（　　　　）。

　　A.幽门以上　　　　　　　B.十二指肠乳头以上　　　C.十二指肠乳头以下

　　D.贲门以上　　　　　　　E.幽门以下

6.呕吐伴眩晕、眼球震颤，可见于（　　　　）。

　　A.脑震荡　　　　　　　　B.脑溢血　　　　　　　　C.脑梗塞

　　D.前庭器官疾病　　　　　E.眼病

7.呕吐伴上腹节律性、周期性痛，可见于（　　　　）。

　　A.急性胃炎　　　　　　　B.慢性胃炎　　　　　　　C.消化性溃疡

　　D.胃癌　　　　　　　　　E.胃泌素瘤

8.呕吐物多且有粪臭味者，多见于（　　　　）。

　　A.幽门梗阻　　　　　　　B.十二指肠淤积症　　　　C.小肠梗阻

　　D.胃潴留　　　　　　　　E.胃癌

9.下列引起的呕吐为反射性呕吐的是（　　　　）。

　　A.幽门梗阻　　　　　　　B.脑膜炎　　　　　　　　C.脑炎

　　D.妊娠　　　　　　　　　E.尿毒症

10.已婚妇女晨起呕吐伴停经应注意（　　　　）。

　　　A.盆腔炎　　　　　　　B.早孕　　　　　　　　　C.慢性肝炎

　　　D.肾结石　　　　　　　E.迷路炎

11.呕吐伴发热腹痛和黄疸多提示（　　　　）。

　　　A.十二指肠后壁溃疡　　B.幽门梗阻　　　　　　　C.胆囊炎或胆石症

　　　D.急性胃肠炎　　　　　E.胰腺疾病

执助技能训练

【简要病史】病人，女，36岁，呕吐伴上腹痛1天，门诊就诊。

【答题要求】请围绕以上简要病史，将应询问的内容写在下方答题纸上。

（王洪涛）

任务 2.17　尿频、尿急与尿痛

课件：2.17 尿频、尿急与尿痛

学习目标

1.知识目标：理解尿频、尿急与尿痛的定义，熟悉其病因，记住其问诊要点。

2.能力目标：能独立对尿频、尿急与尿痛病人进行问诊，逐步提高语言沟通技巧和问诊能力，能对症状特点进行探究分析，自觉训练临床思维能力。

3.素质目标：不畏困难，大胆尝试，勤于实践，反复练习。态度友善、关心尊重病人。积极弘扬"敬佑生命、救死扶伤、甘于奉献、大爱无疆"的职业精神。

正常成人白天排尿4~6次，夜间0~2次，单位时间内排尿次数增多称为尿频（frequent micturition）。有尿意急需排尿且难以控制，称为尿急（urgent micturition）。尿痛是指病人排尿时，耻骨上区、会阴部和尿道内有疼痛或烧灼感。尿频、尿急和尿痛合称为膀胱刺激征。

视频：2.17 尿频、尿急与尿痛的病因与临床表现

一、病因与临床表现

（一）尿频

1.生理性尿频　因饮水过多、气候寒冷、精神紧张等引起排尿次数增多，一般不伴随尿急、尿痛等其他症状。

2.病理性尿频　常见的有以下几种情况。

（1）多尿性尿频：排尿次数增多而每次尿量不少，全日总尿量增多，见于糖尿病、尿崩症、肾衰竭多尿期等。

（2）炎症性尿频：尿频而每次尿量少，多伴有尿急、尿痛，尿液镜检可见炎性细胞。见于尿道炎、膀胱炎、前列腺炎等。

（3）神经性尿频：非感染性尿频，以小便频数、每次尿量少为特征。见于神经源性膀胱、癔症等。

（4）膀胱容量减少性尿频：表现为持续性尿频，每次尿量少，药物治疗难以缓解。见于膀胱肿瘤、膀胱结核、子宫肌瘤等。

（二）尿急

1.炎症　急性尿道炎、膀胱炎、前列腺炎等，常伴有尿频、尿痛症状。

2.结石或异物   膀胱和尿道结石或异物可刺激黏膜产生尿急症状。

3.肿瘤   膀胱癌、前列腺癌可产生尿急症状。

4.神经性   可由环境因素、心理因素等刺激导致，如神经调控机制紊乱引起的神经源性膀胱。

5.高温环境   尿液浓缩，对尿路黏膜刺激增强而产生尿急。

（三）尿痛

1.炎症   尿路感染是引起尿痛最常见的原因，包括膀胱炎、尿道炎等；邻近器官的炎症刺激也可引起尿痛症状，如阴道炎、前列腺炎等。

2.结石和异物   泌尿系结石或异物对尿路的刺激也可引起尿痛症状，如输尿管结石、膀胱结石、尿道结石等。

3.肿瘤   膀胱、尿道及其邻近器官的肿瘤可压迫膀胱而引起尿痛，如膀胱癌、前列腺癌等。

二、问诊要点

1.病因诱因   如受凉、劳累、月经期或是否接受导尿、尿路器械检查或人工流产术等。

2.起病时间和发病情况   尿频、尿急、尿痛出现时间，急性还是缓起，尿频是否伴有尿急和尿痛，如三者都有，多为炎症。

3.尿频的程度   每小时或每天排尿次数，每次排尿间隔时间和每次排尿量等。

4.尿痛的部位和时间   排尿时，耻骨上区痛多为膀胱炎；排尿毕，尿道内或尿道口痛多为尿道炎。还需问诊有无放射痛及放射部位。

5.诊治经过   是否做过尿培养及检查结果，使用的药物和疗程等。

6.既往病史   如糖尿病、结核病、肾炎、尿路结石、盆腔疾病等本身可以出现尿路刺激症状，也是尿路感染的易发和难愈因素，需要关注；同时还需问诊是否有尿路感染的反复发作史及发作间隔时间。

7.伴随症状

（1）尿频伴有尿急和尿痛，见于膀胱炎和尿道炎。膀胱刺激征伴畏寒发热、双侧腰痛，见于急性肾盂肾炎。伴有会阴部、腹股沟和睾丸胀痛，见于急性前列腺炎。

（2）尿频、尿急伴有血尿、午后低热、乏力、盗汗，见于膀胱结核。

（3）尿频不伴有尿急和尿痛，但伴有多饮多尿和口渴，见于精神性多饮，糖尿病和尿崩症。

（4）尿频、尿急伴无痛性血尿，见于膀胱癌。

（5）老年男性尿频伴有尿线细、进行性排尿困难，见于前列腺增生。

（6）尿频、尿急、尿痛伴有尿流突然中断，见于膀胱结石堵住出口或后尿道结石嵌顿。

思维导图

尿频、尿急与尿痛

- **定义**
  - 尿频是单位时间内排尿次数增多
  - 尿急是有尿意急需排尿且难以控制
  - 尿痛是排尿时，耻骨上区、会阴部和尿道内有疼痛或烧灼感

- **病因与临床表现**
  - **尿频**
    - 生理性：饮水过多、气候寒冷、精神紧张等引起
    - 病理性
      - 多尿性：糖尿病、尿崩症、肾衰竭多尿期
      - 炎症性：尿道炎、膀胱炎、前列腺炎
      - 神经性：神经源性膀胱、癔症
      - 膀胱容量减少性：膀胱肿瘤、膀胱结核、子宫肌瘤
  - **尿急**
    - 炎症：急性尿道炎、膀胱炎、前列腺炎
    - 结石或异物：膀胱和尿道结石或异物
    - 肿瘤：膀胱癌、前列腺癌
    - 神经性：神经源性膀胱
    - 高温：尿液浓缩刺激黏膜
  - **尿痛**
    - 炎症：尿路感染，邻近器官的炎症
    - 结石和异物：膀胱和尿道结石或异物
    - 肿瘤：膀胱癌、前列腺癌

- **问诊要点**
  - 病因诱因
  - 起病时间和发病情况
  - 尿频的程度
  - 尿痛的部位和时间
  - 诊治经过
  - 既往病史
  - 伴随症状

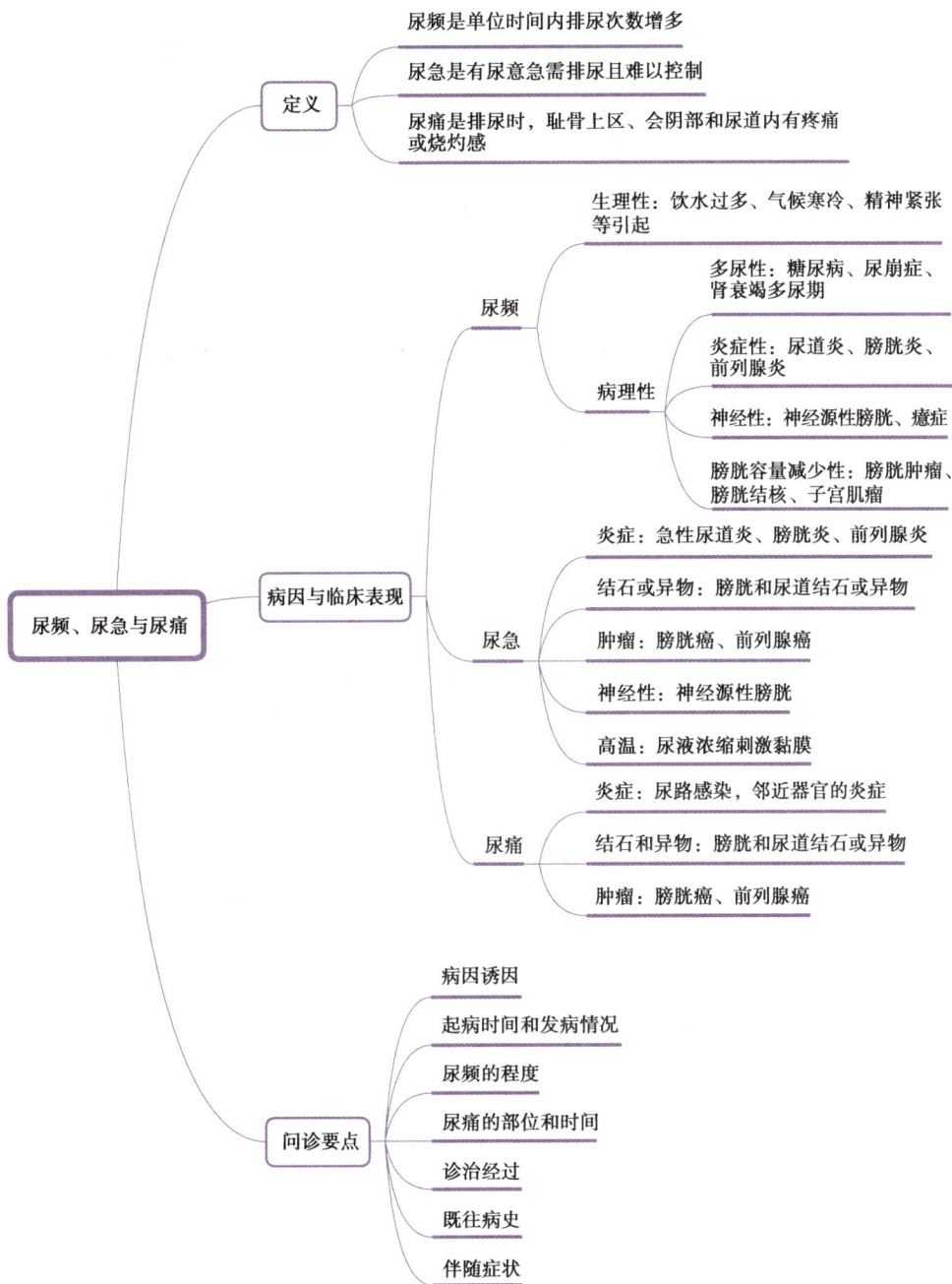

思维导图：2.17 尿频、尿急与尿痛

考点达标练习

单选题

1.尿频、尿痛伴肉眼血尿，最可能的疾病是（　　　）。

A.尿路结核　　　　B.尿路肿瘤　　　　C.急性肾炎

D. 尿路感染　　　　　E. 尿路结石

2. 以下不属于下尿路结石症状的是（　　）。

　　A. 排尿突然中断　　　　　B. 尿痛　　　　　　　　C. 腰痛或上腹痛

　　D. 尿潴留　　　　　　　　E. 排尿困难

3. 上尿路结石典型的症状是（　　）。

　　A. 血尿＋尿痛　　　　　　B. 腰痛＋血尿　　　　　C. 腰痛＋脓尿

　　D. 尿频＋血尿　　　　　　E. 腰痛＋尿痛

4. 关于尿频、尿急与尿痛的概念，错误的是（　　）。

　　A. 尿频指排尿次数增多

　　B. 正常成人白天排尿次数为 4~8 次，夜间为 2~4 次，每次尿量为 200~400 mL

　　C. 尿急指病人突然有强烈尿意，不能控制需立即排尿

　　D. 尿痛指病人排尿时膀胱区及尿道疼痛

　　E. 尿频、尿急与尿痛合称膀胱刺激征

执助技能训练

【简要病史】病人，女，40岁，尿频、尿急、尿痛1周，门诊就诊。

【答题要求】请围绕以上简要病史，将询问的内容写在下方答题纸上。

执助技能考试评分
标准：2.17 尿频、
尿急与尿痛的问诊

（王丹）

任务 2.18　血尿

学习目标

　　1.知识目标：理解血尿的定义，熟悉血尿的病因，记住血尿的问诊要点。

　　2.能力目标：能独立面对血尿病人进行问诊，逐步提高语言沟通技巧和问诊能力，能对血尿的病因进行探究分析，不断提高临床思维能力。

　　3.素质目标：不畏困难，大胆尝试，勤于实践，反复练习。态度友善、语言通俗易懂、关心尊重病人。积极弘扬"敬佑生命、救死扶伤、甘于奉献、大爱无疆"的职业精神。

　　血尿（hematuria）包括镜下血尿和肉眼血尿，镜下血尿是指尿色正常，须经显微镜检查方能确定，通常离心沉淀后的尿液镜检每高倍视野红细胞在3个以上。肉眼血尿是指尿液呈洗肉水色或血色，肉眼即可见的血尿。

一、病因

　　血尿是泌尿系统疾病最常见的症状之一。98%的血尿是由泌尿系统疾病引起的，2%的血尿由全身性疾病或泌尿系统邻近器官病变所致。

（一）泌尿系统疾病

　　肾小球疾病如急性肾小球肾炎、慢性肾小球肾炎、IgA肾病、遗传性肾炎和薄基底膜肾病；各种间质性肾炎、尿路感染、泌尿系统结石、结核、肿瘤、多囊肾、血管异常、尿路憩室、息肉和先天性畸形等。

（二）全身性疾病

　　1.感染性疾病　败血症、肾综合征出血热、猩红热、钩端螺旋体病和丝虫病等。

　　2.血液病　白血病、再生障碍性贫血、血小板减少性紫癜、过敏性紫癜和血友病。

　　3.免疫和自身免疫性疾病　系统性红斑狼疮、结节性多动脉炎、皮肌炎、类风湿性关节炎、系统性硬化症等引起的肾损害。

　　4.心血管疾病　亚急性感染性心内膜炎、急进性高血压、慢性心力衰竭、肾动脉栓塞和肾静脉血栓形成等。

（三）尿路邻近器官疾病

急慢性前列腺炎、精囊炎、急性盆腔炎或脓肿、宫颈癌、输卵管炎、阴道炎、急性阑尾炎、直肠癌和结肠癌等。

（四）化学物品或药品对尿路的损害

如吲哚美辛、磺胺药、甘露醇、汞、铅、镉等重金属对肾小管的损害；环磷酰胺引起的出血性膀胱炎；抗凝剂如肝素过量也可出现血尿。

（五）功能性血尿

平时运动量小的健康人，突然加大运动量可出现运动性血尿。

二、问诊要点

（一）排除假性血尿

尿的颜色若为红色，应了解是否服用某些药物，如大黄、利福平，或进食某些红色蔬菜，也可排出红色尿，但镜检无红细胞。询问是否为女性月经期，以排除假性血尿。

（二）询问尿的颜色改变

1.肉眼血尿　尿呈红色或洗肉水样，提示每升尿含血量超过1 mL。出血严重时尿可呈血液状。肾脏出血时，尿与血混合均匀，尿呈暗红色；膀胱或前列腺出血时，尿色鲜红，有时有血凝块。如尿呈暗红色或酱油色，不混浊无沉淀，镜检无或仅有少量红细胞，见于血红蛋白尿；棕红色或葡萄酒色，不混浊，镜检无红细胞，见于卟啉尿。

2.镜下血尿　尿颜色正常，但显微镜检查可确定血尿，并可判断是肾性或肾后性血尿。镜下红细胞大小不一、形态多样为肾小球性血尿，见于肾小球肾炎。如镜下红细胞形态单一，与外周血近似，为均一型血尿，提示血尿来自肾后，见于肾盂肾盏、输尿管、膀胱和前列腺病变。

（三）询问血尿出现的尿程

将全程尿分段观察颜色，如尿三杯试验，用三个清洁玻璃杯分别留起始段、中段和终末段尿观察，如起始段血尿提示病变在尿道；终末段血尿提示出血部位在膀胱颈部、三角区或后尿道的前列腺和精囊腺；三段尿均呈红色，即全程血尿，提示血尿来自肾脏或输尿管。

（四）询问既往史、家庭史

询问有无腰腹部新近外伤史和泌尿道器械检查史；既往是否有高血压和肾炎病史；家族中有无耳聋和肾炎史等。

（五）询问伴随症状

1.伴肾绞痛　是肾或输尿管结石的特征。

2.伴尿流中断　见于膀胱和尿道结石。

3.伴尿流细和排尿困难　见于前列腺炎、前列腺癌。

4.伴尿频、尿急、尿痛　见于膀胱炎和尿道炎，同时伴有腰痛、高热畏寒，常为肾盂肾炎。

5.伴有水肿、高血压和蛋白尿　见于肾小球肾炎。

6.伴肾肿块　单侧可见于肿瘤，肾积水和肾囊肿；双侧肿大见于先天性多囊肾，触及移动性肾脏见于肾下垂或游走肾。

7.伴有皮肤黏膜及其他部位出血　见于血液病和某些感染性疾病。

8.合并乳糜尿　见于丝虫病、慢性肾盂肾炎。

思维导图

镜下血尿是指尿色正常，须经显微镜检查方能确定，通常离心沉淀后的尿液镜检每高倍视野红细胞在3个以上

肉眼血尿是指尿液呈洗肉水色或血色，肉眼即可见的血尿

定义

病因
- 泌尿系统疾病
- 全身性疾病
- 尿路邻近器官疾病
- 化学物品或药品对尿路的损害
- 功能性血尿

血尿

问诊要点
- 排除假性血尿
- 询问尿的颜色改变
- 询问血尿出现的尿程
- 询问既往史、家庭史
- 询问伴随症状

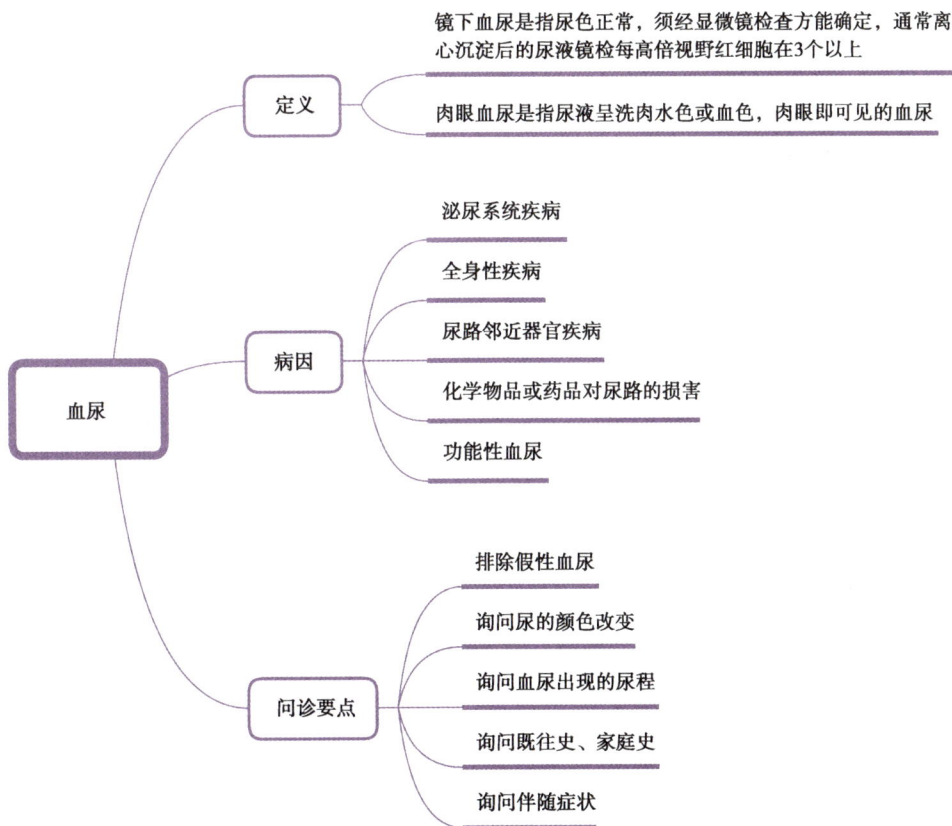

? 考点达标练习

单选题

1.血尿最常见的病因是（　　　）。

 A. 泌尿系统疾病　　　　　　B. 全身性疾病　　　　　C. 前列腺炎

 D. 药物对肾脏的损害　　　　E. 功能性血尿

2.镜下血尿是指尿色正常，尿液显微镜检查，每高倍视野红细胞超过（　　　）。

 A.1 个　　　　　　　　　　B.2 个　　　　　　　　　C.3 个

 D.4 个　　　　　　　　　　E.5 个

3.肉眼血尿提示每升尿中含血量超过（　　　）。

 A.0.5 mL　　　　　　　　　B.1 mL　　　　　　　　　C.1.5 mL

 D.2 mL　　　　　　　　　　E.3 mL

4.肾小球性血尿的特点是（　　　）。

 A. 终末血尿

 B. 有凝血块的尿

 C. 尿镜检红细胞形态单一，与外周血近似

 D. 尿镜检红细胞大小不一，形态多样

 E. 初始血尿

5.下列说法错误的是（　　　）。

 A. 起始段血尿提示病变在尿道

 B. 全程血尿提示出血来自肾脏或输尿管

 C. 膀胱或前列腺出血，尿色鲜红，有时有血凝块

 D. 血红蛋白尿呈暗红色或酱油色，不混浊无沉淀

 E. 健康人不可能出现血尿

6.血尿伴肾绞痛多见于（　　　）。

 A. 肾结核　　　　　　　　　B. 膀胱结石　　　　　　　C. 肾结石

 D. 肾肿瘤　　　　　　　　　E. 肾炎

7.后段尿中含有血液提示（　　　）。

 A. 尿道口出血

 B. 膀胱颈部和三角区或后尿道部位出血

 C. 输尿管出血

 D. 血液来自肾脏

 E. 以上都不是

8.下列疾病中，最常出现变形红细胞血尿的是（　　　）。

 A. 急性肾小球肾炎　　　　　B. 膀胱结石　　　　　　　C. 前列腺肥大

 D. 急性肾盂肾炎　　　　　　E. 输尿管结石

执助技能训练

【简要病史】病人，男，41岁，血尿1天，门诊就诊。

【答题要求】请围绕以上简要病史，将应询问的内容写在下方答题纸上。

（胡建刚）

任务 2.19　少尿、无尿与多尿

学习目标

1.知识目标：理解少尿、无尿与多尿的定义，熟悉其病因，记住其问诊要点。

2.能力目标：能独立面对少尿、无尿与多尿病人进行问诊，逐步提高语言沟通技巧和问诊能力，能对少尿、无尿与多尿的病因进行探究分析，不断提升临床思维能力。

3.素质目标：勤于实践，反复练习。态度友善、语言通俗易懂、关心尊重病人。积极弘扬"敬佑生命、救死扶伤、甘于奉献、大爱无疆"的职业精神。

正常成人24小时尿量为1 000~2 000 mL。如24小时尿量少于400 mL，或每小时尿量少于17 mL称为少尿（oliguria）；如24小时尿量少于100 mL或12小时完全无尿称为无尿（anuria）；如24小时尿量超过2 500 mL称为多尿（polyuria）。

一、病因与发生机制

（一）少尿、无尿

少尿、无尿基本病因有以下三种。

1.肾前性少尿、无尿

（1）有效血容量减少：多种原因引起的休克、重度失水、大出血、肾病综合征和肝肾综合征，大量水分渗入组织间隙和浆膜腔，血容量减少，肾血流量减少。

（2）心脏排血功能下降：各种原因所致的心功能不全，严重的心律失常，心肺复苏后体循环功能不稳定。血压下降所致的肾血流量减少。

（3）肾血管病变：肾血管狭窄或炎症、肾病综合征、狼疮性肾炎、长期卧床不起所致的肾动脉栓塞或血栓形成；高血压危象、妊娠期高血压疾病等引起肾动脉持续痉挛，肾缺血导致急性肾衰。

2.肾性少尿、无尿

（1）肾小球病变：重症急性肾炎，急进性肾炎和慢性肾炎因严重感染，血压持续增高或肾毒性药物作用引起肾功能急剧恶化。

（2）肾小管病变：急性间质性肾炎包括药物性和感染性间质性肾炎；生物毒或重金属及化学毒所致的急性肾小管坏死；严重的肾盂肾炎并发肾乳头坏死。

3.肾后性少尿、无尿

（1）各种原因引起的机械性尿路梗阻：如结石、血凝块、坏死组织阻塞输尿管或膀胱进出口或后尿道。

（2）尿路的外压：如肿瘤、腹膜后淋巴瘤、特发性腹膜后纤维化、前列腺肥大。

（3）其他：输尿管手术后、结核或溃疡愈合后瘢痕挛缩、肾严重下垂或游走肾所致的肾扭转、神经源性膀胱等。

（二）多尿

1.暂时性多尿　短时间内摄入过多水、饮料和含水分过多的食物；使用利尿剂后，可出现短时间多尿。

2.持续性多尿

（1）内分泌代谢障碍：①垂体性尿崩症，因下丘脑-垂体病变使抗利尿激素（antidiuretic-hormone，ADH）分泌减少或缺乏，肾远曲小管重吸收水分下降，排出低比重尿，量可达5 000 mL/d以上。②糖尿病，尿内含糖多引起溶质性利尿，尿量增多。③原发性甲状旁腺功能亢进，血液中过多的钙和尿中高浓度的磷，需要大量水分将其排出而形成多尿。④原发性醛固酮增多症，引起血中高浓度钠，刺激渗透压感受器，摄入水分增多，排尿增多。

（2）肾脏疾病：①肾性尿崩症，肾远曲小管和集合管存在先天或获得性缺陷，对ADH反应性降低，水分重吸收减少而出现多尿。②肾小管浓缩功能不全，见于慢性肾炎、慢性肾盂肾炎、肾小球硬化、肾小管酸中毒、药物或化学物品或重金属对肾小管的损害，也可见于急性肾衰多尿期等。

（3）精神因素：精神性多饮病人常自觉烦渴而大量饮水引起多尿。

二、问诊要点

（一）少尿、无尿的问诊要点

1.开始出现少尿、无尿的时间。

2.少尿程度　即具体的尿量，应以24小时尿量为准。

3.有无引起少尿、无尿的病因　如休克、大出血、脱水或心功能不全等。

4.过去和现在是否有泌尿系统疾病　如慢性肾炎、尿路结石、前列腺肥大等。

5.伴随症状

（1）伴肾绞痛：见于肾动脉血栓形成或栓塞、肾结石。

（2）伴心悸、气促、胸闷、不能平卧：见于心功能不全。

（3）伴大量蛋白尿、水肿、高脂血症和低蛋白血症：见于肾病综合征。

（4）伴有乏力、纳差、腹水和皮肤黄染：见于肝肾综合征。

（5）伴血尿、蛋白尿、高血压和水肿：见于急性肾炎、急进性肾炎。

（6）伴有发热腰痛、尿频、尿急、尿痛：见于急性肾盂肾炎。

（7）伴有排尿困难：见于前列腺肥大。

（二）多尿的问诊要点

1.开始出现多尿的时间。

2.24小时尿总量是多少。

3.有无烦渴、多饮及24小时的水摄入量。

4.是否服用了利尿剂。

5.有无慢性病史、用药史及疗效情况等。

6.伴随症状

（1）多尿伴有烦渴多饮，低比重尿：见于尿崩症。

（2）多尿伴有多饮、多食和消瘦：见于糖尿病。

（3）多尿伴有高血压、低血钾和周期性麻痹：见于原发性醛固酮增多症。

（4）多尿伴有酸中毒、骨痛和肌肉麻痹：见于肾小管性酸中毒。

（5）少尿数天后出现多尿：可见于急性肾小管坏死恢复期。

（6）多尿伴神经症症状：可能为精神性多饮。

📝 **思维导图**

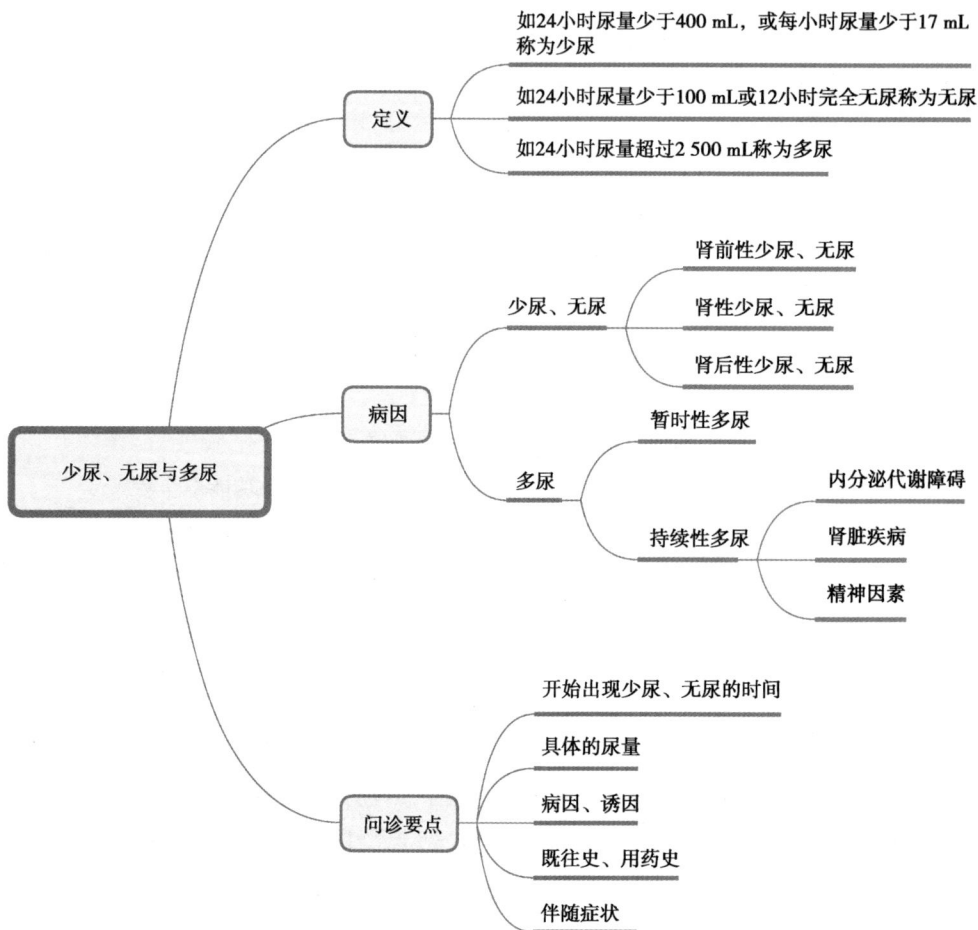

思维导图：2.19
少尿、无尿与多尿

少尿、无尿与多尿

- **定义**
  - 如24小时尿量少于400 mL，或每小时尿量少于17 mL称为少尿
  - 如24小时尿量少于100 mL或12小时完全无尿称为无尿
  - 如24小时尿量超过2 500 mL称为多尿

- **病因**
  - 少尿、无尿
    - 肾前性少尿、无尿
    - 肾性少尿、无尿
    - 肾后性少尿、无尿
  - 多尿
    - 暂时性多尿
    - 持续性多尿
      - 内分泌代谢障碍
      - 肾脏疾病
      - 精神因素

- **问诊要点**
  - 开始出现少尿、无尿的时间
  - 具体的尿量
  - 病因、诱因
  - 既往史、用药史
  - 伴随症状

考点达标练习

单选题

1.不引起少尿的是（　　　）。

　　A. 高热　　　　　　　　　B. 休克　　　　　　　　C. 前列腺肥大

　　D. 大面积烧伤　　　　　　E. 输注大量葡萄糖

2.尿量增多而比重增高的是（　　　）。

　　A. 休克　　　　　　　　　B. 尿崩症　　　　　　　C. 糖尿病

　　D. 慢性肾炎　　　　　　　E. 急性肾炎

3.正常成人每天的尿量为（　　　）。

　　A.100~600 mL　　　　　　B.500~1 000 mL　　　　C.1 000~1 500 mL

　　D.1 000~2 000 mL　　　　E.2 000~2 500 mL

4.多尿的标准为24小时尿量（　　　）。

　　A.>3 000 mL　　　　　　B.>2 500 mL　　　　　　C.>2 000 mL

　　D.>1 500 mL　　　　　　E.>1 000 mL

5.少尿的标准为24小时尿量（　　　）。

　　A.<4 000 mL

　　B.<400 mL 或每小时 <17 mL

　　C.<170 mL

　　D.<50 mL

　　E.<100 mL

（6~8题的共用选项）

　　A. 少尿伴大量蛋白尿　　　B. 少尿伴排尿困难

　　C. 少尿伴血尿　　　　　　D. 少尿伴腰痛、尿痛、血尿

　　E. 少尿伴皮肤出血

6.尿路结石（　　　）。

7.肾病综合征（　　　）。

8.前列腺肥大（　　　）。

（9~10题的共用选项）

　　A. 多尿伴高血压、周期性麻痹

　　B. 多尿伴多饮、多食及消瘦

　　C. 多尿伴烦渴、多饮

　　D. 多尿出现在肾功能不全少尿之后

　　E. 多尿伴肾小管浓缩功能不全

9.糖尿病（　　　）。

10.尿崩症（　　　）。

执助技能训练

【简要病史】病人，男，58岁，腰痛、少尿2天，门诊就诊。

【答题要求】请围绕以上简要病史，将应询问的内容写在下方答题纸上。

（岳新荣）

任务 2.20　腰背痛

课件：2.20 腰背痛

✎ **学习目标**

　　1.知识目标：熟悉腰背痛的病因，掌握腰背痛的临床表现和问诊要点。

　　2.能力目标：能灵活运用所学的知识点对腰背痛病人进行问诊，并能根据症状进行初步诊断，不断提高语言表达能力和临床思维能力。

　　3.素质目标：关心尊重病人，重视人文关怀，体现良好的职业素养和问诊水平。

视频：2.20 腰背痛

　　腰背痛是临床常见的症状之一。许多疾病可引起腰背痛，局部病变引起者占多数，可能与腰背部长期负重，其结构易于损伤有关。邻近器官病变波及或放射性腰背痛也很常见。

一、病因及分类

（一）按引起腰背痛的病因分类

　　1.外伤性　①急性损伤：因各种直接或间接暴力，肌肉拉力所致的腰椎骨折、脱位或腰肌软组织损伤。②慢性损伤：工作时的不良体位、劳动姿势、搬运重物等引起的慢性累积性损伤，遇到潮湿、寒冷等物理性刺激后极易发生腰背痛。

　　2.炎症性　①感染性：可见于结核菌、化脓菌或伤寒菌对腰部及软组织的侵犯形成感染性炎症。②无菌性炎症：寒冷、潮湿、变态反应和重手法推拿可引起骨及软组织炎症，病理表现为骨膜、韧带、筋膜和肌纤维的渗出、肿胀和变性。

　　3.退行性变　近年来，因胸腰椎的退行性改变引起的腰背痛呈上升趋势。人体发育一旦停止，其退行性改变则随之而来，一般认为，人从20~25岁脊柱开始退变，包括纤维环及髓核组织退变。如过度活动，经常处于负重状态，则髓核易于脱出。前后纵韧带、小关节随椎体松动移位，引起韧带骨膜下出血，微血肿机化，骨化形成骨刺。髓核突出和骨刺可压迫或刺激神经引起疼痛。

　　4.先天性疾病　最常见于腰骶部，是引起下腰痛的常见病因。常见的有隐性脊柱裂、腰椎骶化或骶椎腰化、漂浮棘突、发育性椎管狭窄和椎体畸形等。此类疾病在年轻时常无症状。但以上骨性结构所形成的薄弱环节，为累积性损伤时出现腰背痛提供

了基础。

5.肿瘤性疾病　原发性或转移性肿瘤对胸腰椎及软组织的侵犯。

（二）按引起腰背痛的原发病部位分类

1.脊椎疾病　如脊椎骨折、椎间盘突出、增生性脊柱炎、感染性脊柱炎、脊椎肿瘤、先天性畸形等。

2.脊柱旁软组织疾病　如腰肌劳损、腰肌纤维组织炎、风湿性多肌炎。

3.脊神经根病变　如脊髓压迫症、急性脊髓炎、腰骶神经炎、颈椎炎。

4.内脏疾病　如肺胸膜病变引起上背部疼痛；肾输尿管结石、炎症；盆腔、直肠、前列腺及子宫附件炎症均可引起放射性腰背部疼痛。

二、临床表现

（一）脊椎病变

1.脊椎骨折　有明显的外伤史且多由高空坠下，足或臀部先着地所致，骨折部有压痛和叩痛，脊椎可能有后突或侧突畸形，并有活动障碍。

2.椎间盘突出　青壮年多见，以腰4~骶1易发。常有搬重物或扭伤史，可突然或缓慢发病。主要表现为腰痛和坐骨神经痛，二者可同时或单独存在。咳嗽、喷嚏时疼痛加重，卧床休息时缓解。可有下肢麻木、冷感或间歇性跛行。

3.增生性脊柱炎　又称退行性脊柱炎，多见于50岁以上的病人，晨起时感到腰痛、酸胀、僵直、活动不便，活动腰部后疼痛好转，但过多活动后腰痛又加重。疼痛以傍晚时明显，平卧可缓解。疼痛不剧烈，叩击腰部有舒适感。腰椎无明显压痛。

4.结核性脊椎炎　是感染性脊椎炎中最常见的疾病，腰椎最易受累，其次为胸椎。背痛常为结核性脊椎炎的首发症状。疼痛局限于病变部位，呈隐痛、钝痛或酸痛，夜间明显，活动后加剧，伴有低热、盗汗、乏力、食欲下降等。晚期可有脊柱畸形、冷脓肿及脊髓压迫症状。

5.化脓性脊柱炎　本病不多见，常由败血症、外伤、腰椎手术、腰穿和椎间盘造影感染所致。病人感剧烈腰背痛，有明显压痛及叩痛，伴畏寒、高热等全身中毒症状。

6.脊椎肿瘤　以转移性恶性肿瘤多见，如前列腺癌、甲状腺癌和乳腺癌等转移或多发性骨髓瘤累及脊椎。其表现为顽固性腰背痛，剧烈而持续，休息和药物均难缓解，并有放射性神经根痛。

（二）脊柱旁组织病变

1.腰肌劳损　表现为腰骶酸痛、钝痛，休息时缓解，劳累后加重。特别是弯腰工作时疼痛明显，而伸腰或叩击腰部时疼痛可缓解。

2.腰肌纤维炎　表现为腰背部弥漫性疼痛，以腰椎两旁肌肉及髂嵴上方为主，晨起时加重，活动数分钟后好转，但活动过多疼痛又加重。轻叩腰部疼痛可缓解。

（三）脊神经根病变

1.脊髓压迫症　见于椎管内原发性或转移性肿瘤、硬膜外脓肿或椎间盘突出等。主要表现为神经根激惹征，病人常感颈背痛或腰痛，并沿一根或多根脊神经后根分布区放射，疼痛剧烈，呈烧灼样或绞窄样痛，脊柱活动、咳嗽、喷嚏时加重。有一定的定位性疼痛，并可有感觉障碍。

2.蛛网膜下腔出血　蛛网膜下腔所出的血液，刺激脊膜和脊神经后根时，可引起剧烈的腰背痛。

3.腰骶神经根炎　主要为下背部和腰骶部疼痛，并有僵直感，疼痛向臀部及下肢放射，腰骶部有明显压痛，严重时有节段性感觉障碍、下肢无力、肌萎缩，腱反射减退。

（四）内脏疾病引起的腰背痛

1.泌尿系统疾病　肾炎、肾盂肾炎、泌尿道结石、结核、肿瘤、肾下垂和肾积水等多种疾病可引起腰背痛。不同疾病有其不同的特点，肾炎呈深部胀痛，位于腰肋三角区，并有轻微叩痛；肾盂肾炎腰痛较鲜明，叩痛较明显；肾脓肿多为单侧腰痛，常伴有局部肌紧张和压痛；肾结石多为绞痛，叩痛剧烈；肾肿瘤引起的腰痛多为钝痛或胀痛，有时呈绞痛。

2.盆腔器官疾病　男性前列腺炎和前列腺癌常引起下腰骶部疼痛，伴有尿频、尿急、排尿困难；女性慢性附件炎、宫颈炎、子宫脱垂和盆腔炎等可引起腰骶部疼痛，且伴有下腹坠胀感和盆腔压痛。

3.消化系统疾病　胃、十二指肠溃疡后壁慢性穿孔时，直接累及脊柱周围组织，引起腰背肌肉痉挛出现疼痛。上腹部疼痛的同时，可出现下胸上腰椎区域疼痛；急性胰腺炎常有左侧腰背部放射痛；25%的胰腺癌可出现腰背痛，取前倾坐位时疼痛缓解，仰卧位时加重；溃疡性结肠炎和克罗恩病于消化道功能紊乱时，常伴有下腰痛。

4.呼吸系统疾病　胸膜炎、肺结核和支气管肺癌等可引起后胸和侧胸肩胛部疼痛。背痛的同时常伴有呼吸系统症状及体征，胸膜病变时常在深呼吸时加重，而脊柱本身无病变、无压痛、运动无障碍。

三、问诊要点

（一）起病时间与起病情况

疼痛出现的缓急因不同疾病而异，腰背部外伤，脏器急性病变如肾结石、胆道胰腺疾病，起病急骤；腰椎结核、腰肌劳损等起病缓慢。外伤或感染病人可准确指出疼痛时间，慢性累积性腰部损伤，仅能述说大概时间。

（二）疼痛部位

脊椎及其软组织病变引起的腰背痛多在病变部位；此外，脏器放射所致腰背痛具有一定特点，如颈胸背部疼痛应考虑是否因胸膜肺部病变所致；中腰背部疼痛应考虑胃肠、胰腺及泌尿系统疾病；腰骶疼痛则应注意前列腺炎、子宫、附件等病变。

（三）疼痛的性质与程度

腰椎骨折和腰肌急性扭伤多为锐痛，化脓性炎症呈跳痛，腰肌陈旧性损伤为胀痛，肾结石则感腰部绞痛。急性外伤、炎症、泌尿系统结石、脊椎肿瘤压迫神经根等的疼痛剧烈；腰肌慢性劳损、肌纤维织炎和盆腔脏器炎症引起的疼痛一般轻微模糊。

（四）疼痛的诱因及缓解因素

腰肌劳损多因劳累和活动过多时加重，休息时缓解；风湿性腰背痛常在天气变冷或潮湿阴冷的环境工作时诱发；盆腔妇科疾病常在月经期因充血而下腰部疼痛加重；腰椎间盘突出在咳嗽、喷嚏和用力大小便时加重。

（五）疼痛的演变过程

慢性腰肌劳损、腰肌纤维织炎，是反复出现、反复缓解，不留畸形的良性过程；椎间盘突出、脊椎结核和肿瘤引起的疼痛则进行性加重。

（六）职业特点与既往病史

翻砂工、搬运工、井下工作的掘矿工人，因搬运负重，弯腰工作及潮湿环境工作，易产生腰背部疼痛；从事某些体育项目，如排球、体操、举重、柔道、摔跤，易造成腰背损伤而引起腰背痛。

（七）伴随症状

1.伴脊柱畸形　外伤后畸形多因脊柱骨折、错位所致；自幼畸形多为先天性脊柱疾病所致；缓慢起病者，见于脊柱结核和强直性脊柱炎。

2.伴活动受限　见于脊柱外伤、强直性脊柱炎，腰背部软组织急性扭挫伤。

3.伴发热　伴长期低热者，见于脊柱结核和类风湿关节炎；伴高热者，见于化脓性脊柱炎和椎旁脓肿。

4.伴尿频、尿急及排尿不尽　见于尿路感染，前列腺炎或前列腺肥大；腰背剧痛伴血尿，见于肾或输尿管结石。

5.伴嗳气、反酸和上腹胀痛　见于胃、十二指肠溃疡或胆囊、胰腺病变。

6.伴腹泻或便秘　见于溃疡性结肠炎或克罗恩病。

7.下腰痛伴月经异常、痛经、白带过多　见于宫颈炎、盆腔炎、卵巢及附件炎症或肿瘤。

思维导图

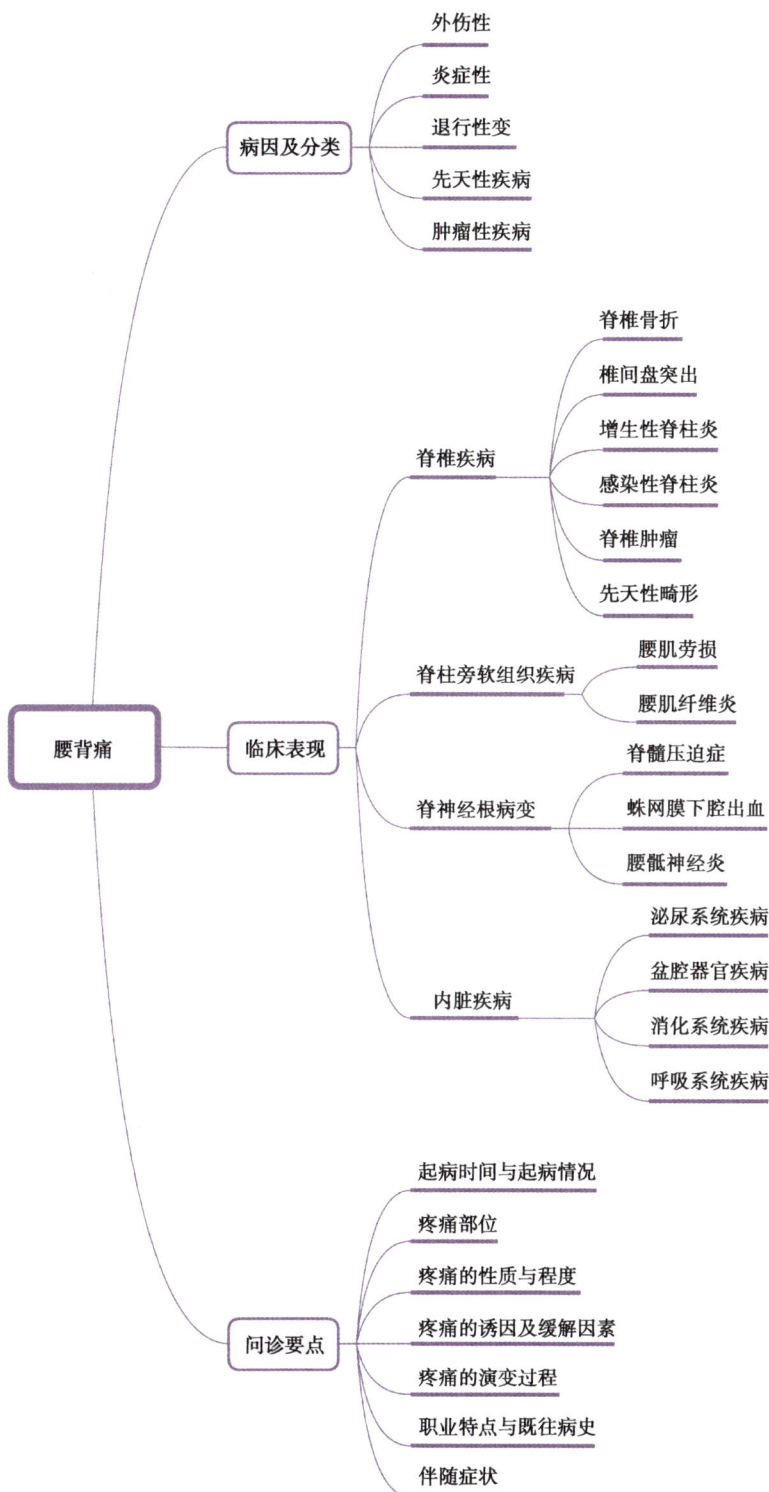

思维导图:
2.20 腰背痛

腰背痛

- 病因及分类
  - 外伤性
  - 炎症性
  - 退行性变
  - 先天性疾病
  - 肿瘤性疾病

- 临床表现
  - 脊椎疾病
    - 脊椎骨折
    - 椎间盘突出
    - 增生性脊柱炎
    - 感染性脊柱炎
    - 脊椎肿瘤
    - 先天性畸形
  - 脊柱旁软组织疾病
    - 腰肌劳损
    - 腰肌纤维炎
  - 脊神经根病变
    - 脊髓压迫症
    - 蛛网膜下腔出血
    - 腰骶神经炎
  - 内脏疾病
    - 泌尿系统疾病
    - 盆腔器官疾病
    - 消化系统疾病
    - 呼吸系统疾病

- 问诊要点
  - 起病时间与起病情况
  - 疼痛部位
  - 疼痛的性质与程度
  - 疼痛的诱因及缓解因素
  - 疼痛的演变过程
  - 职业特点与既往病史
  - 伴随症状

? 考点达标练习

单选题

1.腰背剧烈绞痛伴血尿,多见于( )。

  A.中枢神经系统疾病   B.呼吸系统疾病   C.泌尿系统疾病

  D.心血管疾病   E.消化系统疾病

2.关于腰背痛,下列错误的是( )。

  A.腰椎间盘突出常见于青壮年   B.宫颈炎可出现下腰背痛

  C.胰腺炎的疼痛常向腰背部放射   D.呼吸系统疾病不会引起腰背痛

  E.腰肌劳损的疼痛在活动后加重

3.腰背痛的病因包括( )。

  A.先天性骨结构异常   B.腰椎退行性变   C.感染

  D.外伤   E.以上都是

4.以下哪种原因引起的腰痛好发于50岁以上的人群?( )

  A.腰椎间盘突出   B.退行性脊柱炎   C.腰肌劳损

  D.前列腺炎   E.盆腔炎

5.腰痛伴长期低热、乏力,可见的疾病是( )。

  A.脊柱结核   B.椎旁脓肿   C.脊柱外伤

  D.化脓性脊柱炎   E.腰椎退行性变

💬 执助技能训练

【简要病史】病人,女,55岁,腰背部疼痛2年,加重7天,门诊就诊。

【答题要求】请围绕以上简要病史,将应询问的内容写在下方答题纸上。

执助技能考试评分
标准:2.20 腰背痛
的问诊

_____

_____

_____

_____

_____

_____

_____

(李莲)

任务 2.21　关节痛

学习目标

　　1.知识目标：熟悉关节痛的病因和发病机制，掌握其临床表现，记住其问诊要点。

　　2.能力目标：能独立面对关节痛病人进行问诊，逐步提高语言沟通技巧和问诊能力，能对关节痛的病因进行探究分析，自觉训练临床思维能力。

　　3.素质目标：不畏困难，勤于实践，反复练习。态度友善、语言通俗易懂、关心尊重病人。积极弘扬"敬佑生命、救死扶伤、甘于奉献、大爱无疆"的职业精神。

　　关节痛（arthralgia）分为急性和慢性两大类，是关节疾病最常见的症状之一，急性关节痛以关节及其周围组织的炎性反应为主，慢性关节痛则以关节囊肥厚及骨质增生为主。

一、病因与发病机制

　　引起关节痛的病因有很多，常见的有以下几种类型。

（一）外伤性

　　1.急性损伤　因外伤导致关节结构受损，造成关节脱位或骨折，关节肿胀而疼痛。

　　2.慢性损伤　长期负重、关节活动过度、关节扭伤处理不当或骨折愈合不良、持续的慢性机械损伤等，使关节软骨造成累积性损伤，关节软骨及关节面遭到破坏。

（二）感染性

　　常见的病原菌有葡萄球菌、肺炎链球菌、脑膜炎球菌、结核杆菌和梅毒螺旋体等。可通过细菌直接入侵关节、细菌随血液到达关节内、关节附近的感染蔓延到关节内、关节穿刺未严格无菌操作导致感染。

（三）变态反应和自身免疫性

　　1.变态反应性关节炎　常见于类风湿关节炎、细菌性痢疾、过敏性紫癜和结核菌感染所致的反应性关节炎。因病原微生物及其产物、药物、异种血清与血液中的抗体形成免疫复合物，沉积在关节腔，引起损伤和关节病变。

　　2.自身免疫性关节炎　见于类风湿关节炎、系统性红斑狼疮引起的关节病变。因

外来抗原或理化因素刺激机体产生自身抗体，引起器官和非器官特异性自身免疫病。

（四）退行性关节病

退行性关节病又称为增生性关节炎或肥大性关节炎，分原发性和继发性两种。原发性关节病多见于肥胖老人，女性多见，有家族史，常有多关节受累。继发性骨关节病多有感染、创伤等基础病，并与重体力劳动、吸烟、肥胖有关。因局部损伤、慢性劳损或炎症导致关节面发生退行性改变形成骨刺，出现关节肿胀、疼痛及功能受限。

（五）代谢性骨病

代谢性骨病主要与维生素D、脂质代谢、嘌呤类代谢有关。阳光照射不足、消化不良、维生素D缺乏和磷摄入不足等导致骨质软化性骨关节病，各种病因所致的骨质疏松性关节病，如老年性、失用性骨质疏松；脂质代谢障碍导致骨膜和关节腔组织脂蛋白转运异常，形成高脂血症性关节病；嘌呤代谢障碍所致的痛风。还有某些内分泌代谢疾病也可导致关节疼痛，如糖尿病性骨病、皮质醇增多症性骨病、甲状腺或甲状旁腺疾病等。

（六）骨关节肿瘤

骨关节肿瘤可分为良性和恶性肿瘤。良性肿瘤如骨纤维异常增殖症、骨软骨瘤、骨样骨瘤、骨巨细胞瘤。恶性肿瘤如骨纤维肉瘤、滑膜肉瘤、转移性骨肿瘤、骨肉瘤和软骨肉瘤。

二、临床表现

1.外伤性关节痛　急性者在外伤后立即出现疼痛，常伴有肿胀和功能障碍。慢性者常有明确的外伤史，反复出现关节痛，常于过度活动和负重及气候寒冷等刺激时诱发，药物及物理治疗后可缓解。

2.化脓性关节炎　病人常发病急，全身中毒症状明显，出现畏寒、寒战和高热，伴有关节红、肿、热、痛。肩关节和髋关节常因位置较深而红肿不明显。病人常感病变关节持续疼痛，各个方向的被动活动均引起剧烈疼痛。

3.结核性关节炎　以儿童和青壮年多见。主要见于活动多、负重大、肌肉不发达的关节，首先以脊柱最为常见，其次为髋关节和膝关节。早期症状和体征不明显。活动期常有低热、乏力、盗汗及食欲下降。病变关节肿胀疼痛，但疼痛程度较化脓性关节炎轻，活动后疼痛加重，晚期有关节畸形和功能障碍。如关节旁有窦道形成，常可见有干酪样物质流出。

4.风湿性关节炎　常为链球菌感染后出现，起病急剧，以踝、膝、髋和肩关节多见。病变关节出现红、肿、热、痛，呈游走性，肿胀常在1~6周内自然消肿，不留下关节强直和畸形改变。

5.类风湿性关节炎　常慢性起病，多从一个关节起病发展为多个关节，首先以腕关节、掌指关节、近端指间关节病变最为常见，其次是足趾、膝、踝、肘、肩等关节。多呈对称性、持续性，时轻时重，常伴有晨僵，可伴有乏力、低热、肌肉酸痛、体重下降等全身症状。疾病晚期关节可出现畸形。

6.退行性关节炎 受累关节不同，表现不尽相同。如膝关节受累，常皮温升高、压痛，伴有关节腔积液。早期表现为步行、久站和天气变化时病变关节疼痛，休息后缓解；晚期病变关节疼痛加重，持续并向他处放射，关节有摩擦感，活动时有响声。严重者关节周围肌肉挛缩而屈曲畸形，病人常出现跛行。如掌指及指间关节炎，病人不仅有关节疼痛，而且常感僵硬肿胀、活动不便。

7.痛风关节炎 常因饮酒、劳累或高嘌呤饮食诱发。多在午夜或清晨突然起病，以单侧第1跖趾关节最为常见。关节剧痛，数小时内受累关节出现红、肿、热、痛和功能障碍。踝、手、膝、腕和肘关节也可受累。晚期可出现关节畸形，皮肤破溃，经久不愈，常有白色乳酪状分泌物流出。

三、问诊要点

1.病因诱因与起病时间 有无外伤、感染、饮酒、劳累、高嘌呤饮食等原因。一些慢性疾病如系统性红斑狼疮、代谢性骨病常难以明确具体的时间，但外伤性、化脓性关节炎常能明确具体发病时间。

2.疼痛部位 大关节和单关节统统多见于化脓性关节炎；膝关节疼痛多见于增生型关节炎；指（趾）关节疼痛多见于类风湿关节炎；髋关节和脊椎出现疼痛，多见于结核性关节炎；第1跖趾关节红肿热痛多见于痛风。

3.疼痛缓急、程度和性质 系统性红斑狼疮、类风湿关节炎等起病缓慢，程度常较轻，呈酸痛胀痛；痛风、急性外伤、化脓性关节炎起病急剧，疼痛剧烈，可呈灼痛或跳痛；外伤骨折引起的常呈锐痛；骨关节肿瘤常呈钝痛。

4.加重、缓解的因素 痛风多因饮酒劳累而发病；化脓性关节炎局部冷敷后疼痛可缓解；关节肌肉劳损休息后疼痛减轻，活动后加重。

5.诊治经过 是否到过医院，做过什么检查，是否做过诊断，是否给予治疗，是否使用过非甾体类解热镇痛药、激素、抗生素等药物治疗，效果如何，特别注意应用抗生素、抗结核药物、激素等情况。

6.相关病史 有无药物过敏史。既往有无类似发作史，有无关节外伤史、结核病、风湿病史，有无关节手术史，如疑有传染病的应了解流行病史。对女性病人，询问月经婚育史。

7.伴随症状 ①伴乏力、低热、盗汗、食欲下降、消瘦，见于结核性关节炎。②伴高热、畏寒、局部红肿灼热，见于化脓性关节炎。③关节疼痛呈游走性伴心肌炎、舞蹈病，见于风湿热。④全身小关节对称性疼痛伴晨僵和关节畸形，见于类风湿关节炎。⑤伴皮肤红斑、光过敏、低热和多器官损害，见于系统性红斑狼疮。⑥伴血尿酸升高、局部红肿灼热，见于痛风。⑦伴皮肤紫癜、腹痛、腹泻，见于关节受累型过敏性紫癜。

📝 **思维导图**

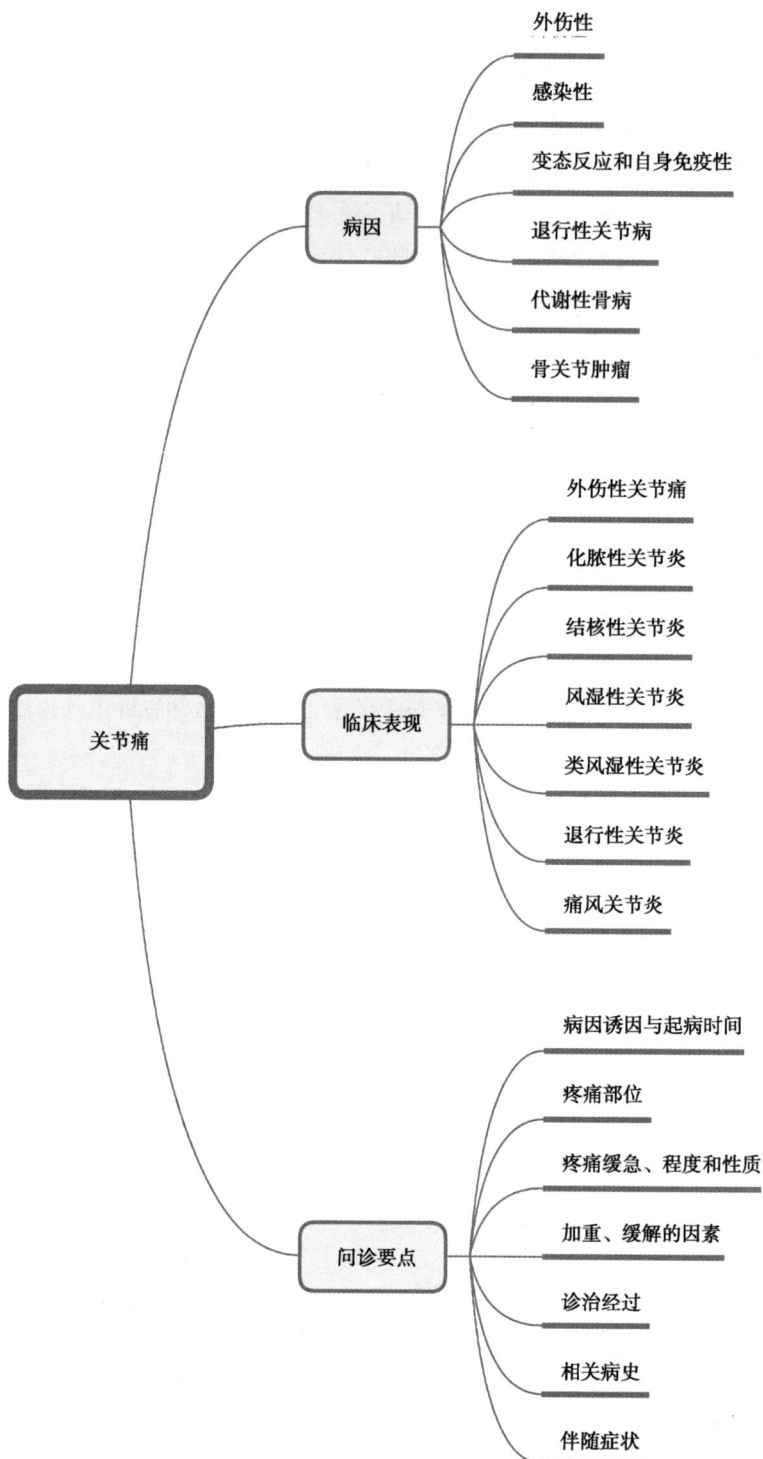

关节痛

- 病因
  - 外伤性
  - 感染性
  - 变态反应和自身免疫性
  - 退行性关节病
  - 代谢性骨病
  - 骨关节肿瘤

- 临床表现
  - 外伤性关节痛
  - 化脓性关节炎
  - 结核性关节炎
  - 风湿性关节炎
  - 类风湿性关节炎
  - 退行性关节炎
  - 痛风关节炎

- 问诊要点
  - 病因诱因与起病时间
  - 疼痛部位
  - 疼痛缓急、程度和性质
  - 加重、缓解的因素
  - 诊治经过
  - 相关病史
  - 伴随症状

❓ 考点达标练习

单选题

1. 晨僵状态发生在下列哪种疾病？（　　　）

    A. 结核性关节炎　　　　　　　B. 风湿性关节炎　　　　　　　C. 强直性脊柱炎

    D. 类风湿关节炎　　　　　　　E. 银屑病关节炎

2. 下列哪项不是风湿性关节炎的特点？（　　　）

    A. 关节痛呈游走性　　　　　　B. 多侵犯大关节

    C. 发作时可伴有红肿热痛　　　D. 多留下关节僵直和畸形

    E. 多见于儿童及青年

3. 与自身免疫反应有关的是（　　　）。

    A. 化脓性关节炎　　　　　　　B. 结核性关节炎

    C. 类风湿性关节炎　　　　　　D. 痛风关节炎

    E. 风湿性关节炎

4. 下列哪项不是创伤性关节炎的特点？（　　　）

    A. 血沉升高，类风湿因子阴性　　B. 抗生素治疗效果良好

    C. 常因负重或过度活动而诱发　　D. 反复出现关节痛

    E. 常有关节外伤史

5. 下列有关系统性红斑狼疮关节痛，描述不正确的是（　　　）。

    A. 以女性青年多见　　　　　　B. 面部蝶形红斑是特征性改变

    C. 常伴有脱发　　　　　　　　D. 关节伸面有皮下结节

    E. 四肢大小关节均可出现疼痛

6. 对退行性骨关节炎描述错误的是（　　　）。

    A. 多见于年轻人　　　　　　　B. 手指僵硬肿胀

    C. 关节有摩擦感，活动时有响声　D. 步行久站后疼痛加重

    E. 休息能缓解疼痛

7. 对结核性关节炎描述不正确的是（　　　）。

    A. 脊柱最常见　　　　　　　　B. 不出现关节畸形

    C. 伴有低热盗汗　　　　　　　D. 儿童与青壮年多见

    E. 有时有窦道形成

8. 病人，男，42岁，肥胖体型，晚餐饮酒并进食海鲜，夜间突然出现左侧踇趾关节剧痛，局部皮肤红肿灼热。最可能的疾病是（　　　）。

    A. 类风湿关节炎　　　　　　　B. 风湿性关节炎　　　　　　　C. 化脓性关节炎

    D. 痛风关节炎　　　　　　　　E. 结核性关节炎

9. 病人，男，35岁，左膝关节疼痛肿胀，伴有低热、盗汗，食欲下降，活动后关节痛加重。最可能的疾病是（　　　）。

    A. 外伤性关节炎　　　　　　　B. 骨关节炎　　　　　　　　　C. 痛风关节炎

    D. 关节结核　　　　　　　　　E. 类风湿关节炎

10.病人，男，75岁，消瘦，左髋关节痛，常夜间疼痛难以入睡，止痛药效不佳。到医院就诊，拍X线片显示有关节破坏。最可能的疾病是（　　）。

　　A.化脓性关节炎　　　　　B.退行性关节炎　　　　C.骨肿瘤

　　D.关节结核　　　　　　　E.类风湿关节炎

执助技能训练

【简要病史】病人，男，68岁，膝关节疼痛4月，加重1天，门诊就诊。

【答题要求】请围绕以上简要病史，将应询问的内容写在下方答题纸上。

（唐前）

任务 2.22 消瘦

📖 **学习目标**

1.知识目标:理解消瘦的定义,熟悉消瘦的病因,记住消瘦的问诊要点。

2.能力目标:能独立面对消瘦病人进行问诊,逐步提高语言沟通技巧和问诊能力,并对消瘦的病因进行探究分析,不断提高临床思维能力。

3.素质目标:不畏困难,大胆尝试,勤于实践,反复练习。态度友善、语言通俗易懂、关心尊重病人。积极弘扬"敬佑生命、救死扶伤、甘于奉献、大爱无疆"的职业精神。

消瘦(emaciation)是指由各种原因造成体重低于正常低限的一种状态。通常认为,体重低于标准体重的10%就可诊断为消瘦。目前,国内外多采用体重指数(BMI)判定消瘦,BMI<18.5 kg/m² 为消瘦。

一、病因与发病机制

多种原因使机体摄入营养物质减少或机体对营养物质消耗增加,形成负氮平衡而引起消瘦,引起消瘦的病因有下列几种:

(一)营养物质摄入不足

1.吞咽困难

(1)口腔疾病:如口腔炎、急性扁桃体炎、咽后壁脓肿、舌癌等。

(2)食管、贲门疾病:如食管癌、贲门癌及食管损伤等。

(3)神经肌肉疾病:如重症肌无力、延髓性麻痹等。

2.进食减少

(1)神经精神疾病:如神经性厌食、抑郁症、反应性精神病等。

(2)消化系统疾病:如慢性萎缩性胃炎、胃淀粉样变、胰腺炎、胆囊炎、肝硬化及糖尿病引起的胃轻瘫等。

(3)呼吸系统疾病:见于各种原因引起的肺功能不全。

(4)循环系统疾病:见于各种原因引起的心功能衰竭。

(5)肾脏疾病:见于慢性肾衰竭。

（6）慢性感染性疾病：见于慢性重症感染。

（二）营养物质消化、吸收障碍

1.胃源性　指由胃部疾病所引起。见于重症胃炎、溃疡、胃切除术后、倾倒综合征、胃泌素瘤和皮革胃等。

2.肠源性　见于各种肠道疾病及先天性乳糖酶缺乏症、蔗糖酶缺乏症、短肠综合征等。

3.肝源性　见于重症肝炎、肝硬化、肝癌等。

4.胰源性　见于慢性胰腺炎、胰腺癌、胰腺大部分切除术后及胰瘘等。

5.胆源性　见于慢性胆囊炎、胆囊癌、胆囊切除术后、胆道功能障碍综合征、原发性胆汁性肝硬化、原发性硬化性胆管炎、肝胆管癌等。

（三）营养物质利用障碍

糖尿病病人因胰岛素缺乏，糖不能被体内细胞利用，糖从尿中排出而引起消瘦。

（四）营养物质消耗增加

1.内分泌代谢性疾病　见于甲状腺功能亢进症、1型糖尿病等。

2.慢性消耗性疾病　如重症结核病、肿瘤及某些慢性感染等。

3.大面积烧伤　因有大量血浆从创面渗出，发生负氮平衡而致消瘦。

4.高热　体温每升高1℃，营养物质的代谢率就提高13%，加之病人食欲不佳，持久高热，可使体重显著下降。

（五）减肥

主动限制饮食，加大运动量，服用减肥药物抑制食欲、减少吸收、促进排泄，使体重减轻而消瘦。

（六）体质性消瘦

有个别人生来即消瘦，无任何疾病征象，可有家族史。

二、临床表现

消瘦以体重减轻为最主要的临床表现。病因不同会出现不同的临床表现。按系统分类，消瘦有以下几种临床表现。

1.消化系统疾病　包括口腔、食管、胃肠及肝、胆、胰等各种疾病，除了每种疾病特异性表现，一般均有食欲不振、恶心呕吐、腹胀、腹痛、腹泻等症状。

2.神经系统疾病　包括神经性厌食、延髓性麻痹和重症肌无力等，可表现为厌食、吞咽困难、恶心呕吐等症状。

3.内分泌代谢疾病　①甲状腺功能亢进症：可伴有畏热多汗、性情急躁、震颤多动、心悸、突眼和甲状腺肿大。②肾上腺皮质功能减退症：可伴皮肤黏膜色素沉着、乏力、低血压及厌食、腹泻等。③希恩综合征（sheehan syndrome）：见于生育期妇女，因产后大出血致腺垂体缺血性坏死而引起的腺垂体功能减退。可有消瘦、性功能减退、闭经、厌食、恶心呕吐和毛发脱落等表现。④糖尿病：可有多尿、多饮、多食和消瘦。

4.慢性消耗性疾病　结核病可伴有低热、盗汗、乏力、咯血等。肿瘤可有各种肿瘤特有的症状和体征。慢性感染可因不同的感染疾病而出现相应的症状和体征。

5.神经精神疾病　如抑郁症病人可有情绪低落、自卑、无自信心、思维缓慢、睡眠障碍、食欲不振等症状。

三、问诊要点

1.询问病人性别、发病年龄，核实病人是否存在非自愿性体重下降。

2.询问消瘦发生的时间及速度　缓慢发生的消瘦可能与慢性器质性疾病有关，近期迅速发生的消瘦可能为肿瘤所致。

3.病因与诱因　体重下降是否有明确诱因可寻。在多长时间内体重下降多少。平素营养摄入，摄食总量和饮食结构如何。目前睡眠及精神状况。工作性质如何，是否压力过大。有无家族史。

4.既往病史与诊疗经过　有无消化系统、内分泌系统、精神系统疾病史，有无肝炎、结核、甲亢、糖尿病病史，有无药物过敏史。目前所使用的药物是否会影响食欲或影响食物消化吸收。

5.伴随症状

（1）伴有发热：见于慢性感染、肺结核及肿瘤等。

（2）伴有咯血：见于肺结核、肺癌等。

（3）伴有上腹部不适、疼痛：见于慢性胃炎、溃疡病、胃癌及胆囊、胰腺等疾病。

（4）伴有下腹部不适、疼痛：见于慢性肠炎、慢性痢疾、肠结核及肿瘤等。

（5）伴有上腹痛、呕血：见于溃疡病、胃癌等。

（6）伴有黄疸：见于肝、胆、胰等疾病。

（7）伴有腹泻：见于慢性肠炎、慢性痢疾、肠结核、短肠综合征、倾倒综合征及乳糖酶缺乏症等。

（8）伴有吞咽困难：见于口、咽及食管疾病。

（9）伴有便血：见于炎症性肠病、肝硬化、胃癌等。

（10）伴有多尿、多饮、多食：见于糖尿病。

（11）伴有怕热多汗、心悸、震颤、多动：见于甲状腺功能亢进症。

（12）伴有皮肤黏膜色素沉着、低血压：见于肾上腺皮质功能减退症。

（13）伴有情绪低落、自卑、食欲不振：见于抑郁症。

思维导图

思维导图：
2.22 消瘦

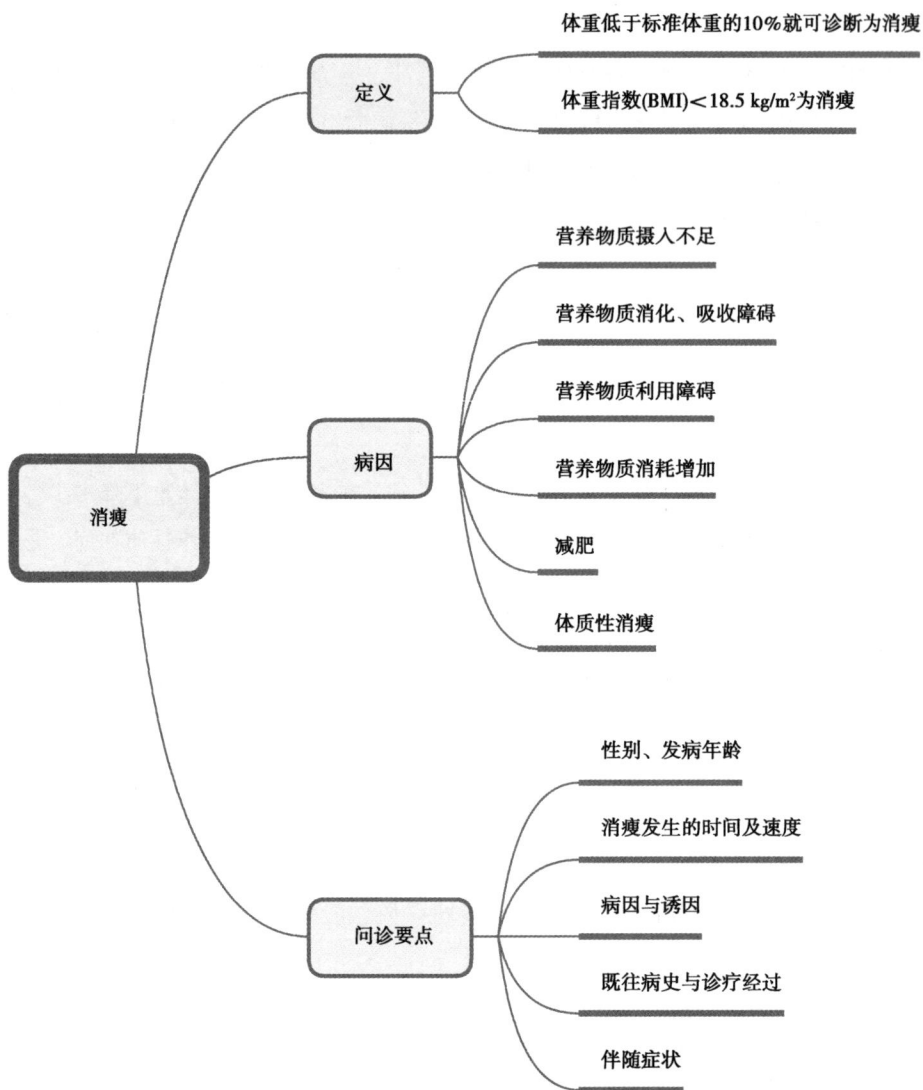

消瘦

- 定义
  - 体重低于标准体重的10%就可诊断为消瘦
  - 体重指数(BMI)<18.5 kg/m²为消瘦

- 病因
  - 营养物质摄入不足
  - 营养物质消化、吸收障碍
  - 营养物质利用障碍
  - 营养物质消耗增加
  - 减肥
  - 体质性消瘦

- 问诊要点
  - 性别、发病年龄
  - 消瘦发生的时间及速度
  - 病因与诱因
  - 既往病史与诊疗经过
  - 伴随症状

考点达标练习

单选题

1.下列关于消瘦的说法，错误的是（　　　）。

　A.消瘦是指由各种原因造成体重低于正常低限的一种状态

　B.通常认为，体重低于标准体重的10%就可诊断为消瘦

　C.国内外多采用 BMI<18.5 kg/m² 为消瘦

D. 出现消瘦一定是病态的

E. 消瘦以体重减轻为最主要的临床表现

2.下列不是消瘦病因的是（   ）。

A. 营养物质摄入不足 　　　　　B. 营养物质消耗增加

C. 营养物质利用增加 　　　　　D. 营养物质消化、吸收障碍

E. 服用减肥药物

执助技能训练

【简要病史】病人，女，27岁，消瘦伴烦躁、易怒3个月，门诊就诊。

【答题要求】请围绕以上简要病史，将应询问的内容写在下方答题纸上。

执助技能考试评分
标准：2.22 消瘦的
问诊

（胡亮亮）

任务 2.23 抽搐与惊厥

学习目标

1.知识目标: 理解抽搐与惊厥的定义, 熟悉其病因, 记住其问诊要点。

2.能力目标: 能独立对抽搐与惊厥病人或知情者进行问诊, 逐步提高语言沟通技巧和问诊能力, 能对抽搐与惊厥的病因进行探究分析, 不断提高临床思维能力。

3.素质目标: 不畏困难, 勤于实践, 反复练习。态度友善、语言通俗易懂、关心尊重病人。积极弘扬"敬佑生命、救死扶伤、甘于奉献、大爱无疆"的职业精神。

抽搐 (tic) 与惊厥 (convulsion) 都是不随意运动。全身或局部成群骨骼肌非自主的抽动或强烈收缩, 引起关节运动和强直, 称为抽搐。当肌群收缩表现为强直性和阵挛性时, 称为惊厥。惊厥的抽搐一般表现为全身性、对称性, 可伴有或不伴有意识丧失。

惊厥的概念与癫痫的概念有相同和不同之处。癫痫大发作与惊厥的概念相同, 而癫痫小发作则不应称为惊厥。

一、病因

1.脑部疾病 颅内病变是常见的原因之一, 包括颅内各类型感染、颅脑外伤 (包括出生时的产伤)、颅内肿瘤、脑血管疾病、颅内寄生虫病等。先天性脑发育障碍及原因未明的大脑变性 (如结节性硬化、播散性硬化、核黄疸) 等其他类型颅内病变也可导致抽搐及惊厥。

2.全身性疾病 除颅内病变外, 其他系统疾病也可导致抽搐与惊厥。颅外感染是常见的原因, 如小儿高热惊厥主要由急性感染所致。另外, 系统性病因包括内源性 (如肝性脑病) 或外源性中毒 (如苯、酒精中毒)、心脑血管疾病、代谢障碍 (如低血糖、低血钙)、自身免疫疾病 (如系统性红斑狼疮) 等。

3.神经症 如癔症性抽搐与惊厥。

4.特发性因素 除症状性病因外, 还可因先天性脑部不稳定状态导致抽搐与惊厥。

5.其他原因　如突然撤停安眠药、抗癫痫药，热射病、溺水、窒息、触电等因素也可导致抽搐及惊厥。

二、发生机制

抽搐与惊厥的发生机制尚不十分明确，推测与运动神经元的异常放电相关。这种病理性放电是因神经元膜电位的不稳定引起的，并与多种因素相关，如代谢、营养、颅内肿瘤或瘢痕等激发有关。

根据引起肌肉异常收缩的兴奋信号的来源不同，基本上可分为两种情况：①大脑功能障碍：如癫痫大发作等；②非大脑功能障碍：如破伤风、士的宁中毒、低钙血症性抽搐等。

三、问诊要点

（一）发病年龄

成人抽搐与惊厥常见病因为感染。高龄病人除感染外，肿瘤及脑血管病等疾病发病率明显增高。小儿如产伤、先天性脑疾病所致抽搐与惊厥较成人常见，因此，问诊时病人发病年龄尤为重要。

（二）发作类型

从发病类型上可分为全身性和局限性抽搐，不同抽搐类型其临床表现也不一样。

1.全身性抽搐　以全身骨骼肌痉挛为主要表现，多伴有意识丧失。如为肌阵挛性，一般只是意识障碍。由破伤风引起者为持续性强直性痉挛，伴肌肉剧烈疼痛。全身性抽搐常见类型有癫痫大发作和癔症性发作。

（1）癫痫大发作：表现为病人突然意识模糊或丧失，全身强直、呼吸暂停，继而四肢发生阵挛性抽搐，呼吸不规则，大小便失禁、发绀，发作约半分钟自行停止，也可反复发作或呈持续状态。发作时可有瞳孔散大，对光反射消失或迟钝、病理反射阳性等；发作停止后不久意识恢复。

（2）癔症性发作：发作前常有一定的诱因，如生气、情绪激动或各种不良刺激，发作样式不固定，时间较长，没有舌咬伤和大小便失控。

2.局限性抽搐　以身体某一局部连续性肌肉收缩为主要表现，大多见于口角、眼睑、手足等。而手足抽搐症表现为间歇性双侧强直性肌痉挛，以上肢手部最为典型，呈"助产士手"表现。

（三）伴随症状

1.伴发热　多见于小儿急性感染，也可见于胃肠功能紊乱、重度失水等。须注意，惊厥也可引起发热。

2.伴血压增高　见于高血压、肾炎、子痫、铅中毒等。

3.伴脑膜刺激征　见于脑膜炎、脑膜脑炎、蛛网膜下腔出血等。

视频：2.23 抽搐与惊厥问诊要点

4.伴瞳孔扩大与舌咬伤　见于癫痫大发作。

5.伴剧烈头痛　见于高血压、急性感染、蛛网膜下腔出血、颅脑外伤、颅内占位性病变等。

6.伴意识丧失　见于癫痫大发作、重症颅脑疾病等。

思维导图

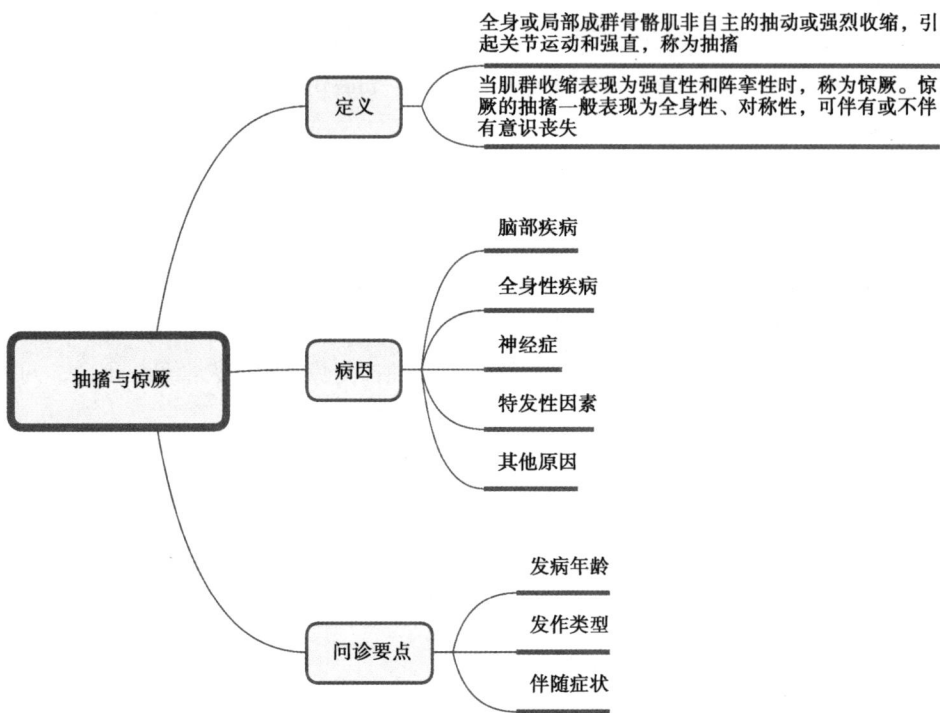

抽搐与惊厥

- 定义
  - 全身或局部成群骨骼肌非自主的抽动或强烈收缩,引起关节运动和强直,称为抽搐
  - 当肌群收缩表现为强直性和阵挛性时,称为惊厥。惊厥的抽搐一般表现为全身性、对称性,可伴有或不伴有意识丧失

- 病因
  - 脑部疾病
  - 全身性疾病
  - 神经症
  - 特发性因素
  - 其他原因

- 问诊要点
  - 发病年龄
  - 发作类型
  - 伴随症状

考点达标练习

单选题

1.患儿,10个月,因发热、咳嗽、惊厥来院就诊。查体:体温39.8 ℃,咽充血,前囟平。请问该患儿惊厥的原因最可能是(　　　)。

　　A.癫痫发作　　　　　　B.高热惊厥　　　　　　C.低钙惊厥

　　D.中毒性脑病　　　　　E.化脓性脑膜炎

2.心悸伴昏厥或抽搐,可见于(　　　)。

　　A.风湿热　　　　　　　B.心肌炎

　　C.心包炎　　　　　　　D.病态窦房结综合征

　　E.感染性心内膜炎

3.惊厥伴脑膜刺激征，下列哪项除外？（　　　）

　　A.脑膜炎　　　　　　　　B.脑膜脑炎　　　　　　C.假性脑膜炎

　　D.肝性脑病　　　　　　　E.蛛网膜下腔出血

4.关于抽搐的概念，下列错误的是（　　　）。

　　A.抽搐是指全身或局部成群骨骼肌非自主的抽动或强烈收缩，并引起关节运动和强直

　　B.表现为全身性、对称性、伴或不伴意识丧失

　　C.癫痫大发作与惊厥的概念相同

　　D.癫痫小发作也称惊厥

　　E.惊厥的发生机制，可能是大脑运动神经元的异常放电所致

💬 执助技能训练

【简要病史】病人，女，25岁，全身抽搐伴昏迷半小时，急诊入院。

【答题要求】请围绕以上简要病史，将应询问的内容写在下方答题纸上。

执助技能考试评分标准：2.23 抽搐与惊厥的问诊

（刘昌晟）

任务 2.24 抑郁

学习目标

1.知识目标：理解抑郁的定义，熟悉抑郁的病因和临床表现，记住抑郁的问诊要点。

2.能力目标：能独立面对抑郁病人或家属进行问诊，逐步提高语言沟通技巧和问诊能力，能对抑郁的病因进行探究分析，不断提高临床思维能力。

3.素质目标：学会从病人的角度去看待问题，传达对病人的关爱及处境的理解。态度友善、语言通俗易懂、关心尊重病人，注意保护病人隐私。

抑郁（depression）是指以显著而持久的情绪低落为主要特征的综合征，其核心症状包括情绪低落、兴趣缺乏、快感缺失、精力下降，伴或不伴有躯体症状、自杀观念或行为等。抑郁可见于多种精神疾病，也可继发于躯体疾病。使用某些药物或精神活性物质，以及某些社会心理因素，如失恋、亲人离世等也可导致抑郁。

一、病因

抑郁的病因尚不十分清楚，生物、心理与社会环境诸多因素导致抑郁症状发生。

1.心理与社会环境因素　如重大的突发性或持续2~3个月以上的负性生活事件，对个体产生不良影响，导致抑郁发生。重大负性生活事件，如亲人死亡或失恋等情况是直接引起抑郁的原因；婚姻状况的不满意是发生抑郁的重要危险因素；低经济收入家庭中的主要成员容易出现抑郁。

2.遗传因素　如家庭中有抑郁的病人，家庭成员患该病的可能性就会高。但并非有抑郁家族的人都会得抑郁，并非所有得了抑郁的人都会有家族史，遗传只是导致抑郁中的一个原因。

3.童年经历　儿童期的不良经历往往构成成年发生抑郁的重要危险因素，如儿童期双亲丧亡、缺乏双亲关爱、受到虐待、长期处于生活相对封闭的环境等。

4.人格因素　抑郁性格特征是内向、敏感、要强、爱面子、悲观、自卑、脆弱、害怕冲突、爱计较等，遇到不开心的事情往往处理方式很简单，不会对人倾诉，容易发生抑郁状。另外，具有焦虑、强迫、冲动等性格的人，也容易发生抑郁。

5.躯体疾病　如慢性中枢性神经系统疾病或其他慢性躯体疾病，可成为重要危险因素。

6.精神活性物质的滥用或戒断　包括鸦片类物质、中枢兴奋剂、酒精、镇静催眠的药物等。调查发现，长期饮酒的病人有50%以上患有抑郁障碍，需特别关注。

二、发生机制

抑郁的发生机制尚不十分明确。目前，研究表明抑郁的发病是多因素所致的共同结果。

1.遗传因素　家系、双生子、寄养子等研究提示其发生与遗传因素有关，但目前尚未确定具体的致病基因。

2.神经递质假说　多数临床研究显示主要的神经递质有五羟色胺（5-HT）和去甲肾上腺素（NE），在抑郁病人脑脊液中，其5-HT或NE浓度较正常人群明显下降。其他被认为与抑郁有关的神经递质还有谷氨酸、P物质等。

3.下丘脑-垂体-肾上腺轴（HPA）　HPA是一种可以维持内稳态和应激反应应答并具有重要调节功能的内分泌轴，它控制着多种调节肽及激素的分泌，并在抑郁症的发生发展中占有独特的地位。临床发现，患有抑郁症的病人常出现HPA功能亢进，主要表现为体内激素（如促肾上腺皮质激素、释放激素和糖皮质激素）水平含量升高。

4.炎性反应及细胞因子　最近的临床数据表明，精神障碍的病理生理与免疫系统的活化相关。与健康人相比，抑郁症病人具有炎性反应的主要特征，包括外周血和脑脊液相关的炎性细胞因子及可溶性受体表达升高，以及末梢血液中急性期蛋白、趋化因子、黏附分子的浓度升高，炎性介质如前列腺素表达也明显升高。炎性标志物和个体的抑郁症状，如疲劳、认知功能障碍和睡眠障碍之间的关联也得到证实。另外，如神经营养因子能为调节情绪相关的脑区提供营养支持，其缺失也可导致抑郁的发生。

三、临床表现

抑郁的核心症状包括情绪低落、兴趣缺乏、快感缺失以及思维迟缓。

1.情绪低落　病人感到一种深切的悲伤，痛苦难熬，愁眉苦脸，唉声叹气，自称"高兴不起来""活着没意思"等，有度日如年、生不如死之感。

2.兴趣缺乏　病人对以前喜欢的活动兴趣明显减退甚至丧失。如以前喜欢读书，现在对书提不起兴趣；以前喜欢逛街，现在不愿出门，对购物不感兴趣。

3.快感缺失　体会不到生活的快乐，不能从平日的活动中获得乐趣。即使是参与看书、看电视等活动，也心不在焉，只是为了消磨时间，或希望从悲伤失望中解脱出来，毫无乐趣可言。

4.思维迟缓　表现为思维联想速度缓慢，反应迟钝，思路闭塞，思考问题困难，自感变笨了，主动言语减少，语速慢，语声低，交流困难。

5.运动性迟滞或激越　运动性迟滞，即活动减少，动作缓慢，无精打采，严重者

视频：2.24抑郁的临床表现

呈木僵或亚木僵状态。木僵状态时动作行为和言语活动抑制，不言、不动、不食，面部表情固定，大小便潴留，对刺激缺乏反应；亚木僵状态的表现类似木僵状态，但程度稍轻，可以进食，能解大小便。表现为木僵的病人，其意识是清楚的。激越者表现为烦躁不安、紧张、难以控制自己，甚至出现攻击行为。

6.自责自罪　病人对自己以前的轻微过失或错误感到自责，认为自己犯了严重的过错，甚至认为是罪孽深重。

7.自杀观念或行为　病人感到生活没有意思，而死是一种解脱，即自杀观念。有的病人有自杀计划和行动。有的病人会出现扩大性自杀，认为活着的亲人（如子女）也非常痛苦，因而在杀亲人后再自杀。

8.躯体症状　包括睡眠障碍、食欲减退、体重下降、性欲减退、便秘、躯体疼痛、疲惫乏力、自主神经功能失调症状等。睡眠障碍可表现为入睡困难，睡眠不深；早醒（比平时早醒2~3小时），醒后难以再入睡；或成天昏昏沉沉，睡眠过多。体重减轻，也有少数病人表现为食欲增强、暴饮暴食、体重增加。有的病人可以表现为身体各部位的疼痛不适，如头痛、胃肠道不适、腹痛、胸痛、背部疼痛等，但相应的实验室检查或辅助检查没有发现可以解释上述躯体不适的器官或组织的病变。

9.其他　部分病人在抑郁一段时间后出现幻觉、妄想等精神病性症状，如罪恶妄想、躯体疾病妄想、无价值妄想、虚无妄想、灾难妄想等，如听到别人嘲弄或谴责的声音，坚信自己犯有某种罪行（罪恶妄想），怀疑别人议论他等。

四、问诊要点

1.病人年龄与性别　有研究显示15~24岁是最可能发生抑郁的年龄段。儿童、老年抑郁症状常不典型，儿童抑郁较为少见，多表现为兴趣减退，活动减少、学习成绩下降；老年病人常伴焦虑、敌意、易激惹、躯体不适，容易慢性化。女性月经前或月经期、产后、更年期易发生抑郁。

2.病前性格、诱因、周期性和季节性　有无遭遇负性生活事件、身患重病，尤其是个性悲观者易发生抑郁。有些病人的情绪变化表现为一定的周期性或季节性，如常在春季发病。病前有无感染、发热、颅脑外伤、躯体疾病病史，有无酒精或精神活性物质使用史。了解情绪变化与上述疾病或药物使用的关系。

3.既往病史　除以上问诊要点外，还需询问病人既往病史，如有无抑郁发作史，有无抗抑郁治疗及治疗情况与疗效，有无抑郁家族史，有无酗酒或药物滥用史。此外青光眼、前列腺增生、心脏病、癫痫等内科疾病的存在可能增加某些抗抑郁药的毒副反应，需要注意询问。

4.伴随症状　如认知功能（反应速度、注意力、记忆力、抽象思维能力等）、精神病性症状、躯体症状等。

📝 思维导图

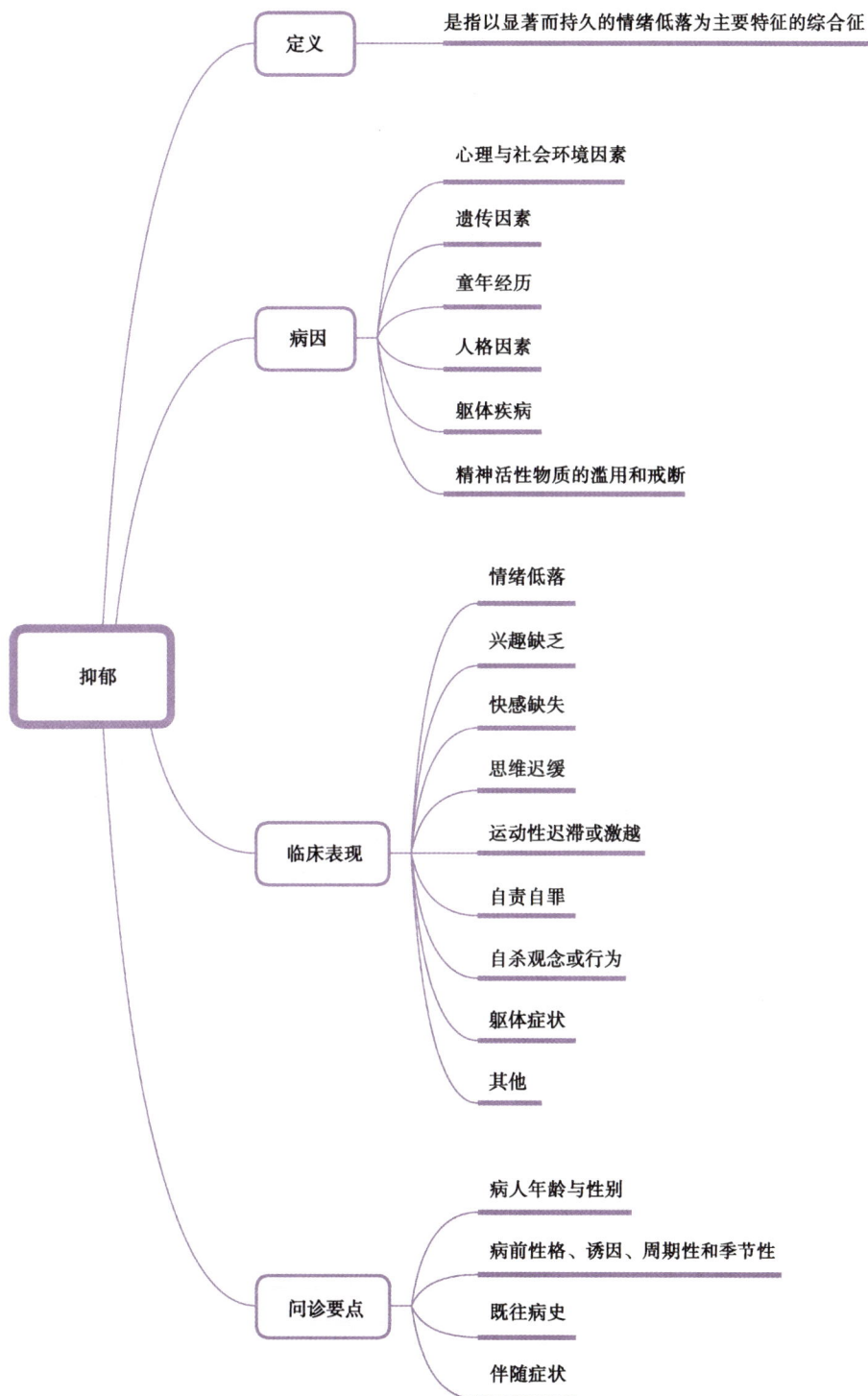

抑郁

- 定义 —— 是指以显著而持久的情绪低落为主要特征的综合征
- 病因
  - 心理与社会环境因素
  - 遗传因素
  - 童年经历
  - 人格因素
  - 躯体疾病
  - 精神活性物质的滥用和戒断
- 临床表现
  - 情绪低落
  - 兴趣缺乏
  - 快感缺失
  - 思维迟缓
  - 运动性迟滞或激越
  - 自责自罪
  - 自杀观念或行为
  - 躯体症状
  - 其他
- 问诊要点
  - 病人年龄与性别
  - 病前性格、诱因、周期性和季节性
  - 既往病史
  - 伴随症状

？ 考点达标练习

单选题

1.以下属于抑郁的核心症状的是（   ）。

    A.负罪感　　　　　　　B.自杀念头或行为　　　C.既往抑郁

    D.情绪低落　　　　　　E.心前区不适

2.以下说法不正确的是（   ）。

    A.15~24 岁是最可能发生抑郁的年龄段

    B.儿童、老年抑郁状常不典型

    C.老年病人常伴焦虑、敌意、易激惹、躯体不适

    D.女性月经前或月经期、产后、更年期易发生抑郁

    E.老年人容易出现急性发病

3.下列表现可能提示病人抑郁较严重，需临床医师及时关注的是（   ）。

    A.负罪感　　　　　　　B.自杀念头或行为　　　C.既往抑郁

    D.情绪低落　　　　　　E.心前区不适

4.下列表现不属于抑郁的非典型症状的是（   ）。

    A.食欲增强　　　　　　B.体重增加　　　　　　C.兴趣缺乏

    D.极度无力　　　　　　E.睡眠增加

5.病人，男，42岁，1年前其妻子突然车祸身亡，近半年出现情绪低落，对任何事都没有兴趣，经常思念死去的妻子，不做家务，个人卫生也不顾，常常入睡困难及早醒。多次试图自杀未遂。本次因再次服用农药自杀而被送入医院。该病人最可能是（   ）。

    A.意识障碍　　　　　　B.抑郁症　　　　　　　C.焦虑症

    D.精神分裂症　　　　　E.强迫症

💬 执助技能训练

【简要病史】病人，女，50岁，自觉生活无趣、全身乏力半年，门诊就诊。

【答题要求】请围绕以上简要病史，将应询问的内容写在下方答题纸上。

（刘昌晟）

项目 3

病史采集

任务列表

任务 3.1 问诊的重要性与医德要求

学习目标

1. 知识目标：理解问诊的概念与重要性，知晓问诊中的医德要求。

2. 能力目标：不断提高医患沟通的方法和能力。

3. 素质目标：不畏困难，勤于实践，反复练习。在问诊实践中自觉遵守医德规范。

一、问诊的重要性

问诊（inquiry）是医师通过对病人或相关人员进行全面、系统询问而获取病史资料，经过综合分析而作出临床诊断的一种方法，又称病史采集（history taking）。通过问诊可了解疾病的发生、发展、诊治经过、既往健康状况和曾患疾病的情况，对诊断具有极其重要的意义，也为随后对病人进行的体格检查和辅助检查的选择提供了最重要的基本资料。病史资料的完整性和准确性对疾病的诊断和治疗有很大的影响。因此，问诊是每个临床医生必须掌握的基本技能。

一个具有深厚医学知识和丰富临床经验的医生，常常通过问诊就可能对某些疾病提出准确诊断。特别是在疾病的早期，机体只是处于功能或病理生理改变的阶段，还缺乏器质性或组织、器官形态学方面的改变，而病人却可以更早地陈述某些特殊的感受，如头晕、乏力、疼痛、失眠、焦虑等症状。在此阶段，体格检查、实验室检查甚至特殊检查均无阳性发现，问诊所得的资料却能更早地作为诊断的依据。实际上，在临床工作中有些疾病的诊断仅通过问诊即可基本确定，如普通感冒、心绞痛、癫痫、疟疾等。相反，忽视问诊，必然使病史资料残缺不全，病情了解不够详细准确，往往造成临床工作中的漏诊或误诊，还会增加其他诊断的费用，造成治疗延误，甚至误治，有时后果是很严重或不可挽回的。

问诊是医生诊治病人的第一步，其重要性还在于它是医患沟通、建立良好医患关系的最重要时机。正确的方法和良好的问诊技巧，使病人感到医生的亲切和可信，有信心与医生合作，这对诊治疾病也十分重要。问诊的过程除收集病人的病史资料用于诊断和治疗外，还有其他功能，如教育病人，向病人提供所需的医学信息，有时甚至交流本身也具有治疗作用。医学生从接触病人开始，就必须认真学习和领会医患沟通

的内容和技巧。

根据问诊时的临床情景和目的的不同，问诊大致可分为全面系统的问诊和重点问诊。前者是对住院病人所要求的全面系统的问诊；后者则主要应用于急诊和门诊。前者的学习和掌握是后者的基础，初学者自然是从学习全面系统的问诊开始。

二、问诊的医德要求

医德即医务人员的职业道德，是医务人员应具备的思想品质，它是调整医务人员与病人、医务人员之间以及与社会之间关系的行为准则。医德规范是指导医务人员进行医疗活动的思想和活动的准则。根据中华人民共和国卫生部颁布的《医务人员医德规范及实施办法》，医德规范的主要内容可概括为：以人为本，救死扶伤；钻研医术，精益求精；平等交往，一视同仁；举止端庄，语言文明；廉洁行医，遵纪守法；诚实守信，保守医密；互学互尊，团结协作。医德涵盖的内容有很多，本节着重介绍问诊中的医德要求。

视频：3.1 问诊的医德要求

1.态度认真，耐心倾听　问诊时态度要认真、亲切、有耐心。听病人诉说病情时，必须集中注意力，耐心倾听，显示出认真的态度和行为，才能给病人以信心，才能保证病人的合作，才能以科学的方式收集到完整、准确的病史资料。问诊中适当运用非语言性沟通技巧，如良好的姿势、仪态，合适的谈话距离，友好的眼神接触，适时的微笑或点头示意，有利于缩短医患之间的距离，取得病人的信任，有助于病史采集的顺利完成。

2.尊重病人隐私，避免心理伤害　询问病史时，医师要有高度的同情心，要遵循对病人无心理损害的原则，忌用对病人有不良刺激的语言和表情，避免增加病人的思想负担，加重病情。恰当地运用一些评价、赞扬与鼓励的语言，可促使病人与医师合作。对一些敏感问题要婉转询问，对恶性疾病病人要谨慎询问。医师有依法保守病人隐私的责任，绝对不可随意泄露，更不得将其隐私作为谈笑资料。尊重病人的个人隐私是医师必须遵守的职业道德。

3.一视同仁，平等待患　对所有病人都应一视同仁，绝不厚此薄彼，亲疏不一，媚权重利。对经济困难的病人，应给予更多的关怀，对其处境给予更多的理解。对残疾病人，绝不能有歧视的言行。老年人和儿童有时不能像普通成人一样流畅地提供病史，也不能很好地理解医生的提问，医生要关心病人，对病人更有耐心。

4.尊重同道，团结协作　病史采集过程中，病人会诉说其过往的诊疗经过，有时会对其他医生的诊断和（或）治疗提出质疑，甚至表达其不满和愤怒。医生不要随意对此作评价，不要指责其他医生，更不能在病人面前诋毁别的医生，而应互学互尊，团结协作，取长补短，共同提高。

5.适时宣教，提高沟通技巧　对病人和其家属进行健康宣教是医生对社会、对大众的责任和义务，也是问诊的医德要求之一。利用与病人及其家属交流的机会，对其进行健康教育和指导，向病人提供所需的医学知识，以及如何多方共同承担起维护健

康、促进康复的责任。医学生从接触病人开始，就必须认真学习和领悟医患沟通的方法和技巧，并反复实践，不断提高。

思维导图

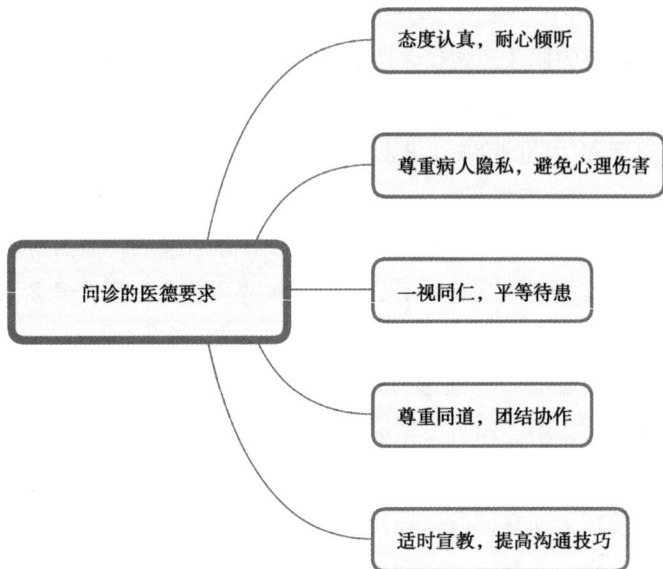

- 态度认真，耐心倾听
- 尊重病人隐私，避免心理伤害
- 问诊的医德要求 — 一视同仁，平等待患
- 尊重同道，团结协作
- 适时宣教，提高沟通技巧

考点达标练习

单选题

1.下列说法错误的是（   ）。
   A. 问诊又称为病史采集
   B. 问诊对诊断具有极其重要的意义
   C. 问诊是医生诊治病人的第一步
   D. 问诊是每个临床医生必须掌握的基本技能
   E. 问诊只是为了收集病人的病史资料，不需要在问诊时向病人提供所需的医学信息
2.下列说法错误的是（   ）。
   A. 问诊时态度要认真、亲切，耐心倾听
   B. 问诊中当病人对其他医生的诊断提出质疑时，我们应立即对此表示赞同
   C. 保守病人隐私，绝不随意泄露
   D. 询问病史时，要遵循对病人无心理损害的原则
   E. 对所有病人都应一视同仁

（岳新荣）

任务 3.2　问诊的内容

学习目标

1.知识目标：记住问诊的内容，理解主诉、现病史、既往史等概念的内涵。

2.能力目标：能做完整的病史采集，逐步提高语言沟通技巧和病史采集能力，能对采集到的病史资料进行探究分析，不断提高临床思维能力。

3.素质目标：勤于实践，反复练习。态度友善、语言通俗易懂、关心尊重病人。积极弘扬"敬佑生命、救死扶伤、甘于奉献、大爱无疆"的职业精神。

问诊的内容包括一般项目、主诉、现病史、既往史、个人史、婚姻史、月经史、生育史、家族史等。

（一）一般项目

一般项目包括姓名、性别、年龄、籍贯、民族、婚姻、职业、工作单位、通信地址、电话号码、入院日期、记录日期、病史陈述者及可靠程度等。若病史陈述者不是本人，则应注明与病人的关系。记录年龄时应填写具体年龄，不能用"儿"或"成"代替，因年龄本身也具有诊断参考意义。为避免问诊初始过于生硬，可将某些一般项目的内容，如职业、工作单位、住址等放在个人史中穿插询问。

（二）主诉

为病人感受最主要的痛苦或最明显的症状或（和）体征，也就是本次就诊最主要的原因，包括一个或几个主要症状或体征及持续时间。主诉应简明扼要并高度概括，如"低热、咳嗽3周"。主诉在1个以上时，应按发生的先后顺序排列，如"反复发作性左上腹痛3年，柏油样便1天"。主诉应尽可能地使用病人自己的语言，而不是用医生的诊断用语，如"患糖尿病1年"，应记录为"多尿、多饮、多食1年"。若当前无症状或体征，诊断资料和入院目的十分明确时，也可用以下方式直接记录主诉："体检发现高血压2周""白血病复发5天，要求住院化疗。"

（三）现病史

现病史是病史中的主体部分，记述了病人患病后疾病的发生、发展、演变和诊治的全过程。可按以下内容进行询问：

1.起病情况　包括起病时的环境、起病的具体时间、发病急缓、病因、诱因等。

每种疾病的起病或发作都有各自的特点，详细询问起病的情况对诊断疾病具有重要的鉴别作用。如肺炎球菌肺炎起病急骤，肺结核起病缓慢。脑血栓形成多发生在夜间睡眠中，而脑出血多在活动、劳累、情绪激动的状态下发生。

2.患病时间　是指从起病到就诊或入院的时间。时间长短可按数年、数月、数日计算，发病急骤者以小时、分钟为单位。如先后出现多个症状则应按症状发生的时间先后顺序记录，如"低热、咳嗽20天，咯血1天""心慌气短1年，下肢水肿5天，发热1天"。

3.主要症状的特点　包括主要症状出现的部位、性质、持续时间和发作频率、严重程度及有无使其加重或减轻的因素等。了解这些特点对判断疾病所在的系统或器官以及病变的部位、范围和性质很有帮助。以疼痛为例，应询问疼痛的部位，是否放射，性质是钝痛、胀痛、刺痛或绞痛，疼痛的程度是否可以忍受，是持续性还是阵发性，发作与间歇的时间等。例如，胆石症的疼痛常为右上腹发作性绞痛，右上肩可有牵涉痛，常于进食油腻食物后诱发。又如，心绞痛，多为胸骨后窒息感或紧缩感或闷痛，向左肩及左臂放射，常在体力劳动或情绪激动时发作，休息后可以缓解。

4.病因与诱因　尽可能了解与本次发病有关的病因（如外伤、中毒、感染等）和诱因（如气候变化、环境改变、情绪、起居饮食失调等），有助于明确诊断与拟定治疗措施。病人对直接或近期的病因容易提出，当病因比较复杂或病程较长时，病人通常记不清说不明，也可能提出一些似是而非或自以为是的因素，这时医生应进行科学归纳和分析，不可不假思索地记入病历。

5.病情的发展与演变　包括患病过程中主要症状的变化或新症状的出现。如肺气肿病人突然出现剧烈胸痛和呼吸困难应考虑自发性气胸的可能性较大。如冠心病心绞痛病人，近来发作疼痛加重、持续时间较长、含服硝酸甘油后缓解不明显时应考虑有心肌梗死可能。如肝硬化病人出现表情、情绪和行为异常等新症状，可能是早期肝性脑病的表现。

6.伴随症状　指与主要症状同时或随后出现的其他症状。应详细询问各种伴随症状出现的时间、特征及其演变情况，并了解伴随症状与主要症状之间的关系。伴随症状可为确定病因提供重要线索，常常是鉴别诊断的依据，或提示出现了并发症。如咯血伴发热考虑肺结核、支气管肺癌等，咯血伴黄疸须注意肺梗塞、钩端螺旋体病等。

7.诊治经过　病人于本次就诊前已经接受过其他医疗单位诊治的，则应询问在何时、何处诊治过，已经接受过哪些检查，结果如何。曾用过什么药，其给药的方式、剂量、时间、疗效如何。有无接受饮食、心理等治疗和护理，效果如何。其他医疗单位的诊治可为本次就诊提供参考，但不可用既往的诊断代替自己的诊断。

8.病程中的一般情况　在现病史的最后应记述病人患病后的精神、体力、食欲、食量、睡眠与大小便等情况。这部分内容对全面评估病人病情的轻重和预后以及采取什么辅助治疗措施十分有用，有时对鉴别诊断也能提供重要的参考资料。

（四）既往史

既往史包括病人既往的健康状况、曾患过的疾病（包括各种传染病）、外伤手术史、预防接种史、过敏史，特别是与目前所患疾病有密切关系的情况。例如，风湿性心瓣膜病病人应询问过去是否反复发生过咽痛、游走性关节痛等；对肝大的病人，应了解过去是否有过黄疸；对脑血管意外的病人应询问过去是否有过高血压病。在记述既往史时，应注意不要和现病史发生混淆。记录顺序一般按时间的先后顺序排列。

系统回顾是为了避免遗漏，按机体各系统疾病的主要症状进行有序的询问，以帮助医师在短时间内扼要地了解病人除现病史外的其他各系统是否发生过目前尚存或已痊愈的疾病，以及这些疾病与本次疾病之间是否存在因果关系。

1.呼吸系统 有无咳嗽、咳痰、咯血、呼吸困难、胸痛等症状。咳嗽的性质、程度、频率、与气候变化和体位改变的关系。咳痰的颜色、黏稠度和气味等。咯血的性状、颜色和量。呼吸困难的性质、程度和出现的时间。胸痛的部位、性质以及与呼吸、咳嗽、体位的关系，有无发冷、发热、盗汗、食欲不振等。

2.循环系统 有无心悸、胸痛、胸闷、呼吸困难、水肿、晕厥等。心悸发生的时间与诱因，心前区疼痛的性质、程度以及出现和持续的时间，有无放射，放射的部位，引起疼痛发作的诱因和缓解方法。呼吸困难出现的诱因和程度，发作时与体力活动和体位的关系。有无咳嗽、咯血等。水肿出现的部位和时间；尿量多少，昼夜间的改变；有无腹水、肝区疼痛、头痛、头晕、晕厥等。有无风湿热、心脏疾病、高血压病、动脉硬化等病史。

3.消化系统 有无恶心、呕吐、呕血、黑便、腹痛、腹泻、食欲改变、嗳气、反酸、腹胀及其出现的缓急、程度、持续的时间及进展的情况。上述症状与食物种类、性质的关系及有无精神因素的影响。呕吐的诱因、次数；呕吐物的内容、量、颜色及气味。呕血的量及颜色。腹痛的部位、程度、性质和持续时间，有无规律性，是否向其他部位放射，与饮食、气候和精神因素的关系，按压时疼痛减轻或加重。排便次数，粪便颜色、性状、量和气味。排便时有无腹痛和里急后重，有无发热与皮肤巩膜黄染。体力、体重的改变。

4.泌尿系统 有无尿频、尿急、尿痛和排尿困难；尿量和夜尿量多少，尿的颜色、清浊度，有无尿潴留及尿失禁等。有无腹痛，疼痛的部位，有无放射痛。有无水肿，发生的时间及部位。有无咽扁桃体炎、高血压、出血等。

5.造血系统 皮肤黏膜有无苍白、黄染、出血点、瘀斑、血肿，有无淋巴结、肝脾肿大，有无骨骼痛。有无乏力、头晕、眼花、耳鸣、烦躁、记忆力减退、心悸、舌痛、吞咽困难、恶心。营养、消化和吸收情况。

6.内分泌系统及代谢 有无怕热、多汗、乏力、畏寒、头痛、视力障碍、心悸、食欲异常、烦渴、多尿、水肿等；有无肌肉震颤及痉挛。性格、智力、体格、性器官的发育，骨骼、甲状腺、体重、皮肤、毛发的改变。有无产后大出血。

7.神经精神系统 有无头痛、失眠、嗜睡、记忆力减退、意识障碍、晕厥、痉挛、瘫痪、视力障碍、感觉及运动异常、性格改变、感觉与定向障碍。如疑有精神状态改变，还应了解情绪状态、思维过程、智能、能力、自知力等。

8.肌肉骨骼系统　有无肢体肌肉麻木、疼痛、痉挛、萎缩、瘫痪等。有无关节肿痛、运动障碍、外伤、骨折、关节脱位、先天畸形等。

（五）个人史

1.社会经历　包括出生地、居住地区和居留时间（尤其是疫源地和地方病流行区）、受教育程度、经济生活和业余爱好等。注意出生地和居住地区与某种传染病或地方病的关系。

2.职业及工作条件　包括劳动环境，工种，与工业毒物、化学药品、放射性物质的接触情况和时间。

3.习惯与嗜好　起居与卫生习惯、饮食的规律与质量。烟酒嗜好的时间与摄入量，以及其他异嗜物和麻醉药品、毒品等。

4.有无治疗史　有无不洁性交史，是否患过淋病性尿道炎、尖锐湿疣、下疳等。

（六）婚姻史

记述未婚、已婚或再婚，结（再）婚年龄、配偶健康状况、性生活情况、夫妻关系等。如丧偶，应询问其死亡的时间和原因。

（七）月经史

月经初潮的年龄、月经周期和经期天数，经血的量和颜色，经期症状，有无痛经与白带，末次月经日期，闭经日期，绝经年龄。记录格式如下：

$$初潮年龄 \frac{行经期（天）}{月经周期（天）} 末次月经时间或绝经年龄。$$

$$例如，13 \frac{3\sim5天}{28\sim30天} 2014.9.19（54岁）$$

（八）生育史

初孕年龄，妊娠与生育次数，人工或自然流产的次数，有无早产、死产、难产、手术产、产褥感染、计划生育、避孕措施等。对男性病人应询问是否患过影响生育的疾病。

（九）家族史

询问其双亲与兄弟、姐妹及子女的健康与疾病情况，特别应询问是否有与病人同样的疾病，有无与遗传有关的疾病，如血友病、白化病、遗传性球形红细胞增多症、遗传性出血性毛细血管扩张症、糖尿病、精神病等。对已死亡的直系亲属要问明死因与年龄。某些遗传性疾病还涉及父母双方亲属的，也应了解。若在几个成员或几代人中皆有同样的疾病发生，可绘出家系图显示详细情况。

思维导图

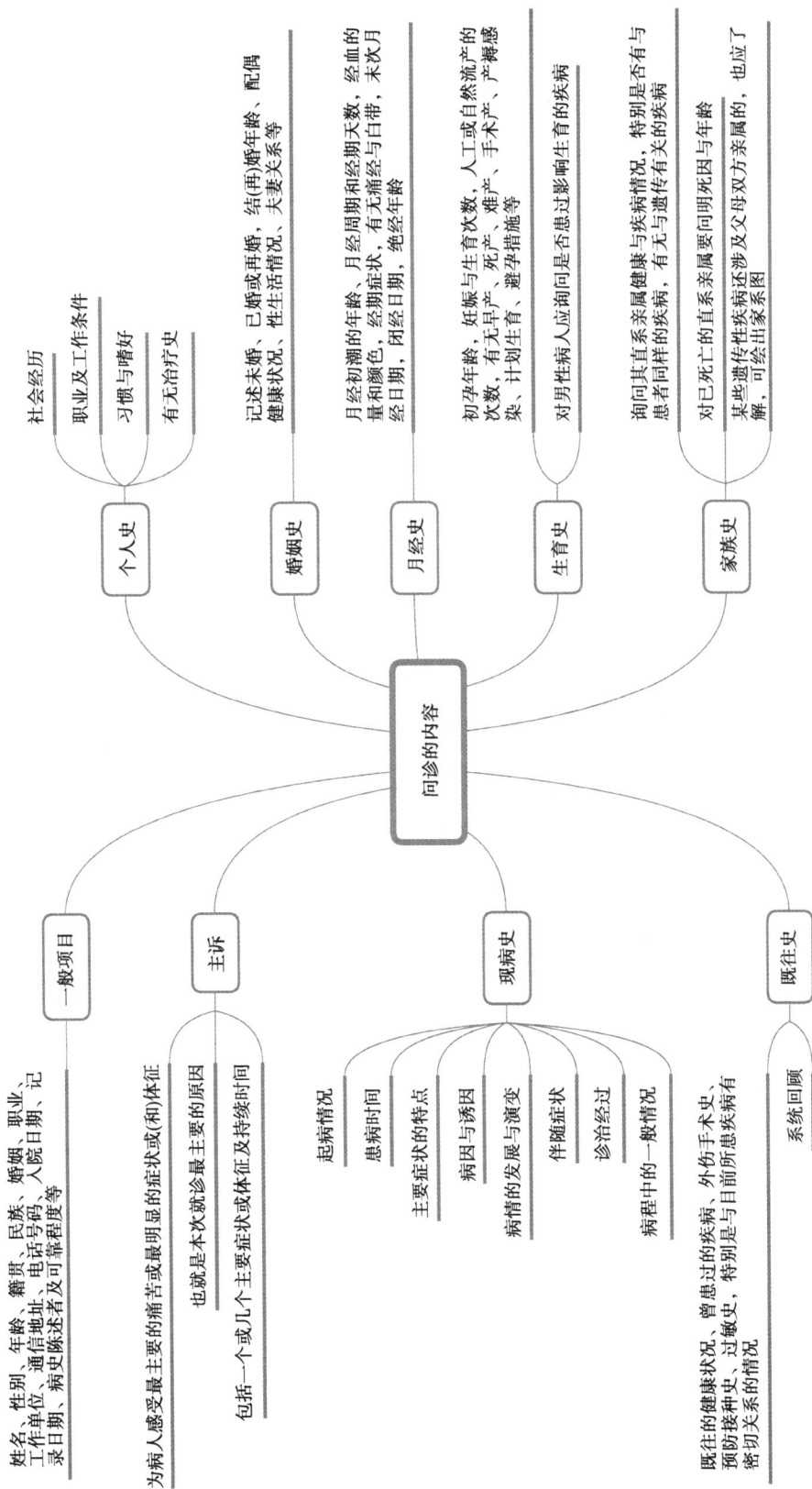

问诊的内容

一般项目
姓名、性别、年龄、籍贯、民族、婚姻、职业、工作单位、通信地址、电话号码、入院日期、记录日期、病史陈述者及可靠程度等

主诉
为病人感受最主要的痛苦或最明显的症状或(和)体征

也就是本次就诊最主要的原因

包括一个或几个主要症状或体征及持续时间

现病史
- 起病情况
- 患病时间
- 主要症状的特点
- 病因与诱因
- 病情的发展与演变
- 伴随症状
- 诊治经过
- 病程中的一般情况

既往史
既往的健康状况、曾患过的疾病、外伤手术史、预防接种史、过敏史，特别是与目前所患疾病有密切关系的情况

系统回顾

个人史
社会经历

职业及工作条件

习惯与嗜好

有无治疗史

婚姻史
记述未婚、已婚或再婚、结(再)婚年龄，配偶健康状况、性生活情况，夫妻关系等

月经史
月经初潮的年龄，月经周期和经期天数，经血的量和颜色，经期症状，有无痛经与白带，末次月经日期，闭经日期，绝经年龄

生育史
初孕年龄，妊娠与生育次数，人工或自然流产的次数，有无早产、死产、难产、手术产、产褥感染、计划生育、避孕措施等

对男性病人应询问是否患过影响生育的疾病

家族史
询问其直系亲属健康与疾病情况，特别是否有与患者同样的疾病，有无与遗传有关的疾病

对已死亡的直系亲属要问明死因与年龄

某些遗传性疾病还涉及父母双方亲属的，也应了解，可绘出家系图

? 考点达标练习

单选题

1.主诉的含义,正确的是(   )。

　　A.指病人主要症状或体征及其经过的治疗

　　B.指病人主要症状或体征及其持续的时间

　　C.指病人主要症状或体征的特点

　　D.指病人主要症状或体征及其看病的时间

　　E.指病人主要症状或体症及其起病的时间

2.下列属于既往史内容的是(   )。

　　A.病因与诱因　　　　B.预防接种　　　　C.诊疗经过

　　D.有无不洁性交史　　E.工业毒物接触史

3.下列属于现病史内容的是(   )。

　　A.社会经历　　　　　B.职业及工作条件　　C.习惯、嗜好

　　D.生育史　　　　　　E.诊治经过

4.下列不属于现病史内容的是(   )。

　　A.病情的发展与演变　B.伴随症状　　　　　C.诊疗经过

　　D.系统回顾　　　　　E.病因诱因

5.下列不属于既往史内容的是(   )。

　　A.既往病史　　　　　B.外伤手术史　　　　C.预防接种史

　　D.过敏史　　　　　　E.诊治经过

6.下列不属于个人史内容的是(   )。

　　A.受教育程度　　　　B.业余爱好　　　　　C.职业及工作条件

　　D.烟酒嗜好　　　　　E.计划生育状况

7.家族史一般不包括(   )。

　　A.父母健康状况　　　B.兄弟姐妹健康状况　C.爱人健康状况

　　D.子女健康状况　　　E.有无与遗传有关的疾病

8.下列关于主诉的叙述,不恰当的是(   )。

　　A.病人感受最主要的痛苦　　　　　　B.最明显的症状或体征

　　C.本次就诊最主要的原因　　　　　　D.主诉是病人就诊时的自述

　　E.主诉是医生根据病人的诉说归纳而成的

9.下列不属于一般项目内容的是(   )。

　　A.姓名、性别　　　　B.年龄、籍贯　　　　C.出生地、住址

　　D.习惯、嗜好　　　　E.民族、婚姻

10.下列属于生育史内容的是(   )。

　　A.习惯与嗜好　　　　B.计划生育状况　　　C.夫妻关系

　　D.配偶健康状况　　　E.业余爱好

(岳新荣)

任务 3.3　问诊的方法与技巧

学习目标

1.知识目标：学习问诊的方法与技巧。

2.能力目标：能运用问诊的方法与技巧进行完整的病史采集，逐步提高语言沟通技巧和问诊能力，并能对病史资料进行探究分析，逐步提高临床思维能力。

3.素质目标：问诊方法得当，问诊态度友善，问诊语言通俗易懂，能关心尊重病人。勤于实践，反复练习。积极弘扬"敬佑生命、救死扶伤、甘于奉献、大爱无疆"的职业精神。

问诊的方法与技巧不仅与收集资料的数量和质量密切相关，而且还关系到能否成功建立良好的医患关系。因此，医学生必须认真学习和掌握问诊的方法与技巧，并在实践过程中不断积累经验，只有理论学习结合实际反复训练，才能较好地掌握问诊的方法与技巧。本章主要介绍问诊的基本方法与技巧，但在临床实际工作中，会遇到各种不同的情况，还需结合具体情况进行灵活处理。

一、问诊的基本方法与技巧

（一）问诊前先沟通

初次就医的病人对医疗环境生疏、对接诊医师陌生、对医学知识缺乏，加之受到生理及心理因素的双重影响，可能导致情绪紧张、心情烦躁、焦虑担忧等。作为医师应当体察病人的心情，正式问诊前应与病人进行一般性交流，比如自我介绍等，主动创造一种宽松和谐的环境，解除病人的不安情绪，取得病人的信任，使其能平静地、真实地陈述患病的感受与经过。问诊应尽量询问病人本人，对重病不能说话或意识不清者可由家属或知情者代述，但病人病情好转后仍要对病人进行补充询问。

（二）询问病史要程序化

问诊应从主诉开始，逐步深入，有顺序、有层次、有目的的询问。病史采集应围绕主诉由简单问题开始逐步深入，即由病人感受明显、容易回答的问题问起，先提一些一般性的、简单易答的问题，如"您哪不舒服？""您病了多长时间？"待病人适应后，再围绕主诉逐步深入询问病史的全部内容。对与鉴别诊断相关的阳性或阴性症

状也应进行详细询问。医师应仔细倾听病人的陈述，不要轻易打断病人讲话，尤其不要急促地提出一连串问题，使病人几乎没有时间去思考，同时也容易造成病人在回答问题时无所适从。如果病人不停地谈论与病史无关的问题，则应客气地把话题引导到正题上。医师对病人的描述要不断地进行分析、综合、判断，分清主次，去伪存真，发现问题。

（三）询问时间要准确

要明确主诉和现病史中症状或体征出现的先后次序，包括症状或体征开始的确切时间及直至当前的演变过程。如病人主诉胸痛，应问："您胸痛是从什么时候开始的？"如有几个症状同时出现，更有必要确定其先后顺序。因任何疾病都有其发生、发展的过程，症状或体征的出现也有时间先后。根据时间顺序追溯症状的演变过程和了解病情，可避免杂乱无章，遗漏重要的病情资料。

（四）询问症状要详细

对主要症状要详细询问特点，包括出现的部位、性质、持续时间和程度、缓解和加剧的因素等。"是左上腹痛还是右上腹痛？""哪部分最明显？""以前是否有过类似发作？""多在什么情况下发作？""除腹痛外，还有什么其他不适感觉吗？"等，以获取病人发病的规律和特点。对伴随症状应详细询问其出现的时间、特征及演变情况，并了解伴随症状与主要症状之间的关系，如咳嗽与咳痰、发热与寒战、腹痛与腹泻常伴随出现。如病人有两种以上的疾病，则应按其疾病发生的前后顺序描述。对应出现而实际并未出现的一些重要伴随症状，也应询问清楚，并加以记录，以助鉴别诊断。

（五）语言要通俗易懂

在选择问诊的用语和判断病人的叙述时应注意，不同文化背景的病人对各种医学词汇的理解有较大的差异。问诊时，要用通俗易懂的话语，避免使用医学术语，如心悸、纳差、腹泻、里急后重等，以免病人因不理解而受窘或答错。病人使用医学术语回答时，医师要把具体意思问清楚，以便评估其使用是否正确。如有些病人将短暂意识丧失描述为"昏迷"，有的病人将伤风感冒说成患过"伤寒"，如果不详加询问，易导致误诊。

（六）避免暗示性提问或责难性提问

暗示性提问或责难性提问是一种能为病人提供带倾向性特定答案的提问方式，易使病人为满足医师而默认或随声附和，影响病史资料的真实性。如"是不是总在下午发热？""胸痛放射到左臂吗？"恰当的提问是"你发热有什么规律吗？""你除胸痛外，还有别的地方痛吗？"责难性提问常使病人产生防御心理或负疚感，例如，"你为什么要吃那么多垃圾食物？"如医生确实需要病人回答此问题，则应先说明提出该问题的原因，否则，在病人看来很可能是一种责难。

（七）避免重复提问，及时核实

提问时要注意目的性、系统性和侧重性，医师应认真倾听病人的回答。为保证收集到的病史资料真实准确，有必要对病人含糊不清或存在矛盾的陈述进行核实。有时为了核实资料，需要就同样的问题进行强调，但无计划的重复或杂乱无章的提问会降低病人对医生的信心和期望，可能会失去病人的信任。

常用的核实方法有：①澄清：要求病人对含糊不清的内容作进一步的解释和说明。如"您说抑郁了，能说具体一点吗？"②复述：换一种表达方式重复病人所说的话，如"您是说2周前感觉低烧、全身无力，1周前发烧加重了，并出现胸闷，是这样吗？"③质疑：当病人所陈述的情况与医师的观察不一致，或主诉前后矛盾时，可采用这种方式，如"您说您疼痛消失了，可您的表情很痛苦，能告诉我这是为什么吗？"④反问：以询问的口气重复病人所说的话，但不加入自己的观点，并鼓励病人提供更多的信息，如"您说您最近大小便不正常？请具体说说。"

（八）恰当运用过渡语和评价与鼓励性语言

在问诊的两个项目之间使用过渡语言，即向病人说明将要讨论的新话题及其理由，使病人不会困惑你为什么要改变话题，以及为什么要询问这些情况。如过渡到家族史之前，可先说明有些疾病有遗传倾向或在一个家族中更容易患病，因此，需要了解这些情况。恰当运用评价与鼓励性语言可促使病人合作，使病人受到鼓舞而积极提供信息，例如，"可以理解""那你一定很不容易""你能短时间内戒烟成功，做得很好""你能经常做乳房的自我检查，这个习惯要保持"。但对有精神障碍的病人，不可随便用赞扬或鼓励的语言。

（九）恰当运用非语言沟通技巧

另外，在问诊的过程中，也应注意非语言交流。非语言交流包括：①体态语言：与病人保持适当的距离，双目平视，交谈中适时的点头或微笑等。②聆听：仔细倾听病人的叙说。③触摸：如握手、轻拍背部等，可使人感到医生的关怀与慰藉，是非语言交流中最亲密的一种形式。但要根据不同的文化背景和接受程度恰当运用。④沉默：给人以思考和调适的机会。适当的沉默对医生与病人都是有益的。⑤观察：在交谈中，注意观察病人的表情、神态、语气、语速、精神状态等的变化。

（十）注意重危病人

对重危病人，在做扼要询问和重点检查后，应立即进行抢救，详细的问诊与体检在病情好转后再作补充，以免延误治疗。

（十一）问诊结束有提示

问诊即将结束时，医生应有所暗示或提示，如看表或简明扼要地进行总结和复述，告知病人与医生合作的重要性，谢谢病人的合作，说明下一步对病人的要求、接下来诊疗计划、下次就诊时间或随访计划等。

二、特殊情况的问诊技巧

在询问一些特殊病人时，应根据病人的具体情况采取不同的方法与技巧，必要时需要陪同人员协助提供病史。

（一）多话与唠叨

这类病人就诊时常不停地讲述，医师不易插话及提问，对采集病史造成一定的困难。对这类病人，提问应限定在主要问题上；根据初步判断，在病人提供不相关的内容时，巧妙打断；同时仔细观察病人有无思维奔逸或混乱的情况，必要时，按精神科要求采集病史和做精神检查。

（二）缄默与忧伤

这类病人沉默、敏感、情绪难以控制，医师应有耐心，运用同情、安抚、等待、减慢问诊速度等方法，使病人镇定后再继续叙述病史。引起病人缄默与忧伤的原因较多，可能因疾病使病人的情绪难以控制，或医师触及病人敏感的问题而使其伤心，或批评性的提问使病人沉默或不悦，对这些都应及时察觉，予以避免。

（三）焦虑与抑郁

对这类病人应给予宽慰。鼓励焦虑病人讲出其感受，了解病人的主要问题，确定表述的方式，恰如其分地进行询问，以免病人产生抵触情绪。抑郁是常见的临床问题之一，且易被忽略，应予以特别重视。如询问病人平常的情绪如何，对未来和对生活的看法，如疑为抑郁症，应按精神科要求采集病史和做精神检查。

（四）愤怒与敌意

由于疾病的影响而情绪失控，或由于医务人员的态度生硬或语言冲撞使得病人愤怒或怀有敌意。医师应采取坦然、理解、宽容的态度，冷静与理智地对待病人，尽量找出病人愤怒的原因并予以说明。询问应有条不紊，把握分寸，对个人史及家族史或其他可能较敏感的问题，询问要谨慎，以免触怒病人。

（五）危重和晚期病人

病情危重病人反应差、迟钝，应予以理解，不要催促。或经初步处理、病情稳定后再详细询问。临危、晚期病人因治疗无望有拒绝、孤独、懊丧、抑郁等情绪，应特别关心，给予宽慰。对诊断、预后等回答应恰当、中肯，避免造成伤害；更不要与其他医师的回答发生矛盾。

（六）多种症状并存

一方面，有的病人多种症状并存，医师问及的所有症状似乎都有，尤其是慢性过程又无侧重时，应注意抓住主要问题。另一方面，在注意排除器质性疾病的同时，亦考虑其可能由精神因素引起，一经核实，不必深究；必要时可建议其做精神方面的检查。但初学者在判断功能性问题时应特别谨慎。

（七）老年人

老年人一般能提供足够的病史，但因体力、视力、听力及记忆力减退，以及部分病人思维及反应缓慢，可能对问诊有一定的影响。因此，在问诊时要耐心，先提简单

清楚、通俗易懂的一般性问题，减慢提问进度，使之有足够的时间思索、回忆，必要时适当地重复，或向其家属及朋友等收集补充病史。

（八）儿童

儿童多不能自述病史，需由家长或保育人员代述。病历资料的可靠性与他们观察小儿的能力、接触小儿的密切程度有关，对此应予以注意，并在病历记录中说明。问病史时应注意态度和蔼，体谅家长因子女患病而引起的焦急心情，认真对待家长所提供的每个症状，因家长最了解情况，最能早期发现小儿病情变化。6岁以上的小儿，可让他补充叙述一些有关病情的细节，但应注意其记忆及表达的准确性。有些患儿由于惧怕住院、打针而不肯实说病情，在与他们交谈时，应仔细观察并全面分析，有利于判断其可靠性。

（九）残疾病人

某些残疾病人在沟通和提供病史上较其他人更为困难，要给予更多的同情、关心和耐心。对聋哑人，可用简单明了的手势或其他体语；也可请病人亲属、朋友解释或代叙；必要时可作书面交流。对盲人，更应细心周到，如搀扶病人就座，向病人自我介绍及介绍现场情况，有利于获得病人的信任和进行问诊。要仔细聆听病史叙述并及时作出语言应答，使病人放心与合作。

（十）精神疾病病人

应根据病人对自身疾病的认识能力区别对待。对有自知力的精神疾病病人，一般应由病人本人叙述病情。对缺乏自知力的病人，其病史可从家属或相关人员中获得。问诊应在安静、不受干扰的房间里进行；同时，还要仔细观察病人的情绪反应、语气、面部表情和行为，有时所获得的一些资料可作为其病史的补充。

思维导图

问诊前先沟通
询问病史要程序化
询问时间要准确
询问症状要详细
语言要通俗易懂
避免暗示性提问或责难性提问

问诊的基本方法与技巧

避免重复提问，及时核实
恰当运用过渡语和评价与鼓励性语言
恰当运用非语言沟通技巧
注意重危病人
问诊结束有提示

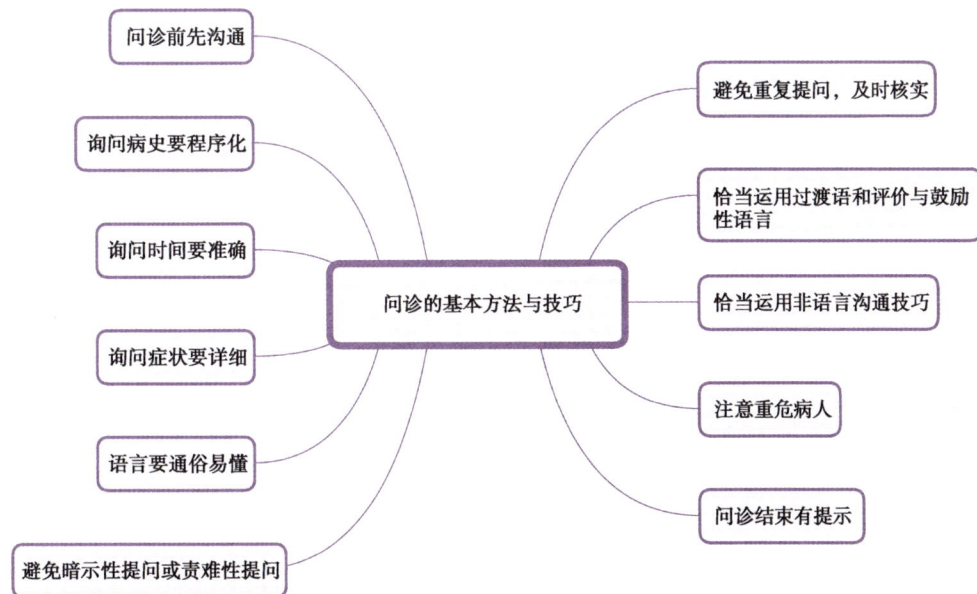

思维导图：3.3 问诊的基本方法与技巧

? 考点达标练习

单选题

1.下列问诊最恰当的是（　　　）。

    A."您心前区疼痛向左前臂内侧放射吗？"

    B."您是不是每天下午低热？"

    C."发热前有寒战吗？"

    D."您除了腹痛，还有别的不舒服吗？"

    E."您头痛伴有呕吐吗？"

2.关于问诊的方法与技巧，下列不恰当的是（　　　）。

    A.最好让病人自己叙述

    B.医生必须有耐心，态度和蔼

    C.为获得完整、满意的资料，询问时可给予病人提示以启发思考

    D.对病人不能进行诱导性提问和连续逼问

    E.对危重病人问诊应简要

3.下列属于诱导性提问和暗示性提问的是（　　　）。

    A."您哪里不舒服？"   B."您感到哪儿疼痛？"

    C."您什么时候开始生病的？"   D."多在什么情况下发病呢？"

    E."您上腹痛时向右肩放射吗？"

4.问诊时应避免（　　　）。

    A.先进行过渡性交流   B.先由简易问题开始

    C.医生的态度要诚恳友善   D.使用特定意义的医学术语

    E.一般由主诉开始

5.下列问诊欠妥的是（　　　）。

    A."您感到哪里不舒服？"   B."您病了多久了？"

    C."您腹痛的部位在何处？"   D."您是否总在下午发热？"

    E."您病后用过什么药物治疗？"

6.对于危重病人，正确的做法是（　　　）。

    A.必须仔细问诊，以免误诊   B.简要问诊，重点体格检查，迅速抢救

    C.全面体格检查，收集完整资料   D.等实验室检查结果，然后治疗

    E.立即转院

执助技能训练

请完成1例标准化病人的病史采集,并将病史资料按格式记录下来。

一般项目:_____

姓名:_____ 性别:_____ 年龄:_____

婚姻:_____ 民族:_____ 职业:_____

籍贯:_____ 现住址:_____

入院日期:_____ 记录日期:_____

病史陈述者:_____ 可靠程度:_____

主诉:_____

现病史:_____

_____

_____

_____

既往史:_____

_____

_____

_____

个人史:_____

_____

月经史:_____

_____

婚姻史：_____

_____

生育史：_____

_____

家族史：_____

_____

（岳新荣）

考点达标练习
习题答案（总）

[1] 万学红, 卢雪峰. 诊断学 [M]. 9版. 北京: 人民卫生出版社, 2018.

[2] 岳新荣. 诊断学 [M]. 2版. 重庆: 重庆大学出版社, 2022.

[3] 姚树坤, 张抒扬. 临床思维 [M]. 北京: 人民卫生出版社, 2020.

[4] 刘胜利. 临床执业助理医师资格考试教材实践技能考官评分手册 [M]. 郑州: 郑州大学出版社, 2021.

[5] 熊洁琳, 张新娟. 诊断学 [M]. 上海: 上海交通大学出版社, 2019.

[6] 陈灏珠, 钟南山, 陆再英. 内科学 [M]. 9版. 人民卫生出版社, 2018.

[7] 武亚蕊. 诊断学应试向导 [M]. 上海: 同济大学出版社, 2002.

[8] 高贵元, 黄捷, 刘丹, 等. 抑郁症的发病机制及抗抑郁药物的研究进展 [J]. 中国医药导报, 2021, 18 (1): 52-55, 70.

[9] 李强, 陈敏, 杨泰, 等. 抑郁症发病机制的研究进展 [J]. 神经疾病与精神卫生, 2016, 16 (5): 524-527.

[10] 魏武. 诊断学 [M]. 6版. 北京: 人民卫生出版社, 2010.

[11] HESDORFFER D C, SHLOMO S, LAX D N, et al. Risk factors for subsequent febrile seizures in the FEBSTAT study [J]. Epilepsia: Journal of the International League against Epilepsy, 2016, 57 (7): 1042-1047.

[12] SMITH D K, SADLER K, BENEDUM M. Febrile Seizures: Risks, Evaluation, and Prognosis [J]. American Family Physician 2019, 99 (7): 445-450.